子どものための
発達トレーニング

岡田尊司
Okada Takashi

PHP新書

はじめに　発達のトレーニングは、楽器やスポーツの練習と同じです

自転車にはじめて乗れるようになったときのことを覚えていますか。それまでは、何の支えもなく二つの車輪だけで立っているということが、あり得ないことのように思えて、ああ倒れてしまうと思った瞬間に、倒れるということを何度も繰り返したに違いありません。

発達の課題を抱えている状態は、自転車に乗れないときの状態に似ていると言っていいかもしれません。例えば、人とやりとりするのが苦手な人が、難なくやりとりできる人を見ると、自転車に乗れない人が、自転車を軽々と乗りこなしている人を見たときのように、うらやましさや挫折感を抱いてしまいます。みんなができることを自分ができないと思うと、情けなく思えることもあるでしょうし、自分には到底あんなことはできないと思ってしまうかもしれません。

しかし、何かの拍子に感覚を体得して乗れるようになると、何だこんなことかと、克服できてしまいます。どうしてできるようになるかというと、脳に新しい回路ができるからで

す。その回路を何度も使ううちに、自動的に働くようになります。そうなると、自転車をこいでいることなど忘れていても、自転車を乗りこなせるようになってしまうわけです。

発達の課題を理解するために、もう一つ例を挙げましょう。課題を克服する前と、克服した後の違いは、ピアノを片手でしか弾けない子どもが、両手で弾けるようになったのに似ています。片手でしかピアノを弾いたことがない人にとって、両手で別々の音やリズムを弾くというのは、マジックのように思えます。実際、やろうとしても、最初は指がつられてしまい、同じように動こうとしてしまいます。

しかし、根気よく練習すると、初めはゆっくりですが、別々の動きができるようになり、そのうち難なく左右が別々に動かせるようになっていきます。小さいうちほど、こうした習得は容易ですが、大人になって始めても、ある程度のレベルまでなら到達可能です。

発達に課題のある状態というのは、片手でしか弾けない状態と言えるでしょうが、それは決して固定的なものではなく、トレーニング次第で両手でも弾けるようになるわけです。これも、脳に回路が育ってくるためです。回路がないときには絶対不可能と思えるようなことも、回路ができてしまうと自動的にできるようになるのです。

つまり、発達の課題の克服のためには、うまく必要な回路を作ってやればいいのです。ただ、ピアノのお稽古と一緒で、方法やもっていき方が悪いと、嫌がって、なかなか続かないということにもなりかねません。

取り組めば上達するのですが、苦手なことはやりたくないという心理的な拒否感があるため、どうしても避けてしまうのです。さらに苦手意識が強まってしまうと、やってもどうせ失敗して恥ずかしい思いをするだけだとか、自分にはできっこないと考えてしまい、練習の機会を避けてしまうため、もっと苦手になってしまいます。発達のトレーニングでは、こうした心の抵抗を取り除くことも大切になるわけです。

どのようにすれば、もっと楽しみながら、お子さんの課題に有効なトレーニングを行うことができるのか。また、一般のご家庭や学校といった身近な場で、そうしたトレーニングを行うことはできないか。そんなニーズに応えるべく、専門の心理士が実際に行って、目覚ましい効果を上げているトレーニングの方法について、理論的背景からノウハウまで伝授し、お子さんの課題に応じて役立てていただくことを目指したのが本書です。

本論で紹介する多数の事例にもあるように、子どもたちは、一旦トレーニングの楽しさに目覚めると、自分から進んで取り組むようになります。絶対できないと思っていたことも、やっているうちに、だんだんできるようになると実感でき、その喜びを味わうようになります。さらに上達を周囲から褒められたりして、自分の成長が自覚できるようになると、自信を取り戻し、いっそうよい循環を生みます。

脳の可塑性《かそせい》が非常に高い、小さいころから始めるほど有効ですが、脳がほぼ完成する十八歳頃までなら、まだまだ大きな可塑性があり、発達の余地は大きいと言えます。その年齢を過ぎ、成人した後でも、脳はある程度の可塑性をもっています。脳出血や脳梗塞で脳の細胞自体が死んでしまったケースでも、リハビリによって機能を回復させることができるのは、この可塑性ゆえです。

小さな子どものころから始めた人に比べれば、楽器やスポーツの上達もゆっくりですが、練習すれば、ピアノやギターも弾けるようになる人はたくさんいますし、スポーツでも同じことが言えます。発達の課題に多い社会性や実行機能の問題についても同様です。トレーニングにより鍛えられていくのです。

さらにありがたいことに、トレーニングの方法も日進月歩で進歩してきています。その子の課題に適した方法を取り入れることで、比較的短期間に効果を生むことが可能になっているのです。

方法の大切さは、例えば、自転車に乗れるようになるという課題を考えてみると明らかでしょう。かつては、自転車を後ろで支えてもらって、あとは闇雲にこぐという方法でしか体得できなかったのですが、近年では、ペダルのない自転車にまたがって、両足で地面を蹴って進みながらバランスをとる訓練が導入され、簡単に自転車に乗れるようになりました。実際、この方法だと、一日の練習で自転車に乗れるようになる子も大勢います。

この方法の優れた点は、倒れるに違いないという恐怖心を取り除いてくれるということと、自転車に乗るうえで本質的な技術であるバランスをとるという技術を学ぶことが、両方ともうまくクリアできることです。倒れるという怖い思いをせずに、バランスをとることに集中して、その技術を身につけられるのです。

発達のトレーニングにも同じことが言えます。また失敗する、恥をかく、ミスをする、頭が真っ白になるというネガティブな思考と情動の連鎖で、がんじがらめになり、よけいにうまくいかなくなっているところから、恐れずに、楽しみながらトレーニングすることを可能にすることで、機能的な改善と自信の回復の両方がもたらされるのです。

現実の遊びや学校での活動では、こうはいきません。失敗すると何か言われてしまうかもしれませんし、笑われてしまうかもしれません。そちらの不安や恐怖の方ばかりに気を取られ、肝心なことを練習するどころか、それを避けることにばかり気を遣ってしまいがちです。

トレーニングのいい点は、そうした失敗の不安を取り除けることです。**ところが、せっかくトレーニングに取り組んでいるのに、できる、できないで評価したり、できない点を注意したりしてしまう場合もあります。それでは、本当の意味で、トレーニングの利点を生かせていないのです。**やがては、トレーニングがつらくなって、続かなくなってしまいます。

その意味で、トレーニングがうまくいくかどうかは、親や先生のかかわり方にもかかっているのです。本人を失敗の恐怖でがんじがらめにしてしまっているのが、親や先生の強すぎる期待や熱心すぎる指導という場合もあります。発達の課題を抱えた子が、それを乗り越えて高い適応力を手に入れられるためには、トレーニング自体と同じかそれ以上に、周囲の支え方が大事です。発達のトレーニングの効果を最大限にし、適応力を高めていく「愛着アプローチ」という方法についても、最後の章でお伝えしたいと思います。

各章は、課題ごとに理解を深め、アセスメント（評価）を行う前半部分と、実際のトレーニング例を紹介した後半部分から構成されています。

トレーニング例については、筆者が顧問を務めている大阪心理教育センター及びくずは心理教育センターで使われているものの一部から、ご家庭や教室でも使いやすいものを中心に収録しています。実際に使って、効果的かつ楽しめるものを選びました。その子の課題に応じて、また、その日の興味や流れに合うものを、いくつかチョイスして取り組まれるとよいでしょう。

各トレーニングの実践のコツや具体的なトレーニング場面の紹介については、両センターの人気カウンセラーである臨床発達心理士の篠原亜耶さんと、臨床心理士の林佳奈さんにも執筆に加わっていただいています。実際のセッションの息遣いや現場感覚とともに、子どもに寄り添う感性のすばらしさや子どもとのやりとりのコツを感じ取っていただければと思います。

発達に課題のあるお子さんは、とても繊細で、ピュアな感性をもっていることが多いと言えます。トレーニング場面のやりとりから、心洗われるような思いを味わわれるかもしれません。

なお、具体的な事例については、実際のケースをモデルに、設定等の変更を加え、再構成したもので、特定のケースとは異なることをお断りしておきます。

子どものための発達トレーニング　目次

第3章　ワーキングメモリーの課題とトレーニング

第4章 言葉やスピーチの課題とトレーニング

第5章

視覚・空間認知のトレーニング

第6章 基本的な社会的能力のトレーニング

第7章
実践的な社会的スキルのトレーニング

第8章
プランニングと統合能力のトレーニング

第9章　行動と情緒のコントロール

イラスト　江口修平

第1章　トレーニングを始める前に

子どもが主人公です

トレーニングを始める前に、知っておいていただきたいことがいくつかあります。トレーニングが効果的なものになるかを左右する大事なことですので、トレーニングを開始してからも、ときどき読み返し、原点に戻って現状を見直していただけたらと思います。

子どもの育ち全般について言えることですが、発達のトレーニングにおいて、特に大事なことは、楽しんで取り組めると、最大の成果が生まれやすいということです。嫌々やらせたり、無理に強制してやったのでは、逆効果になりかねません。

では、どうすれば楽しんでトレーニングに取り組むことができるでしょうか。トレーニングが上手な方にかかると、最初はあまりやる気のないお子さんも、不安で固まっていたお子さんも、みるみる表情がほぐれて、積極的な関心ややる気をみせ、夢中になって取り組むようになります。トレーニングが、大好きなゲームやカードより楽しみになって、その日が来ると、大喜びで通ってくる子もたくさんいます。それによって、効果が出て、親御さんや学校の先生から、「最近変わったね」とか「成長したね」とか、ほめられることが増えるので、よけいに意欲が出るという好循環にもつながります。

なぜそんなふうになるのでしょうか。まず第一に、トレーニング名人の発達心理士さんや臨床心理士さんのセッションを見ていると、よくわかるのですが、**本人のペースや関心を尊重しながら、そこから自然にトレーニングへとつなげていくので、やらされているという感じがまったくしないのです**。

つまり、最初にトレーニングのカリキュラムを立てて、きょうは、このトレーニングをしましょうというような、授業的な導入とは違って、まず本人の話を受けとめるところから入って、やりとりしながら、本人が興味を示したものからセッションに入るという場合もあります。関係ができてくると、次第に自分から困っていることを課題としてもってきて、セッションで取り組み、乗り越えていこうとすることも出てくるようになります。あくまで本人のペースや興味、気持ちを尊重しながら取り組むということが基本です。

これは、主体性の尊重ということになりますが、主体性を尊重されることで、安心感や楽しさが生まれるだけでなく、心の発達が促されるのです。その場合にも、ただ自分がやりたいことをやっているというだけではありません。トレーナー役の人が、関心を寄せ、本人と関心を共有しながら、やりとりをするというプロセスを重ねることで、自分の関心に没入するだけでなく、人と関心を共有することやコミュニケーションすることの楽しさを味わえるようになるのです。実はその点が、コミュニケーションにおいてももっとも大事なことなのです。

ですから、トレーナー役となった人がまずやるべきことは、子ども本人の関心に寄り添うということです。本人と同じものに目を注ぎ、本人が面白いと感じていることを一緒に感じながら、それを少しずつ言葉にしていき、言葉のやりとりとして展開していくという取り組みです。

この部分が、基本中の基本ですが、発達の専門家とされている人でも、必ずしも上手にできているわけではないようです。専門家でもやってしまいがちなことは、ご自分が注目したものに、子どもの注意を引き寄せようとすることです。「これ見て、パンダだよ。面白い顔しているね」と言って、ぬいぐるみを取り上げて見せようとしますが、子どもの方は、自分が手にしているミニカーの方に夢中で、その人の声などまったく聞こえないかのように、自分の世界に熱中しています。

それを見て専門家の先生は、「やっぱり注意の共有ができないですね」と言ったりするわけですが、実は、注意の共有を怠っているのは、その先生の方だったりするわけです。

心理士さんでも、親御さんでも同じことです。かかわるのが上手な方は、子どもの興味が向いているものに一緒に興味を向けて、何を面白く感じているのか、何に注意を惹きつけられているのかを考えて、その部分を共有しようとします。そのうえで、言葉をかけ、やりとりへと結びつけていくのです。

ある程度関心を共有し、言葉のやりとりができるようになると、「これも面白いよ」と他のものに注意を切り替えても、ついてきてくれるようになります。注意を共有してもらう体験の中で、自分も相手と注意を共有する回路が育ってくるのです。そこの部分を、時間をかけて丁寧に育てていくのが、発達のトレーニングの醍醐味《だいごみ》でもあります。

ところが、専門家の先生は、案外その点を、できる、できないで切ってしまう傾向があります。発達の課題は、決して固定されたものではなく、丁寧にトレーニングを行って、回路が育っていくと、少しずつできるようになるものです。先ほどのピアノの例を思い出してください。発達に課題がある状態は、片手でしかピアノが弾けない子どものようなものです。片手でしか弾けない段階から、両手で弾けるようになるのには、確かに大きな隔たりがあります。片手でしか弾けない子どもからすると、両手で別々の旋律を弾くなどということは、マジックのように思えることでしょう。

でも、少しずつ練習していくうちに、最初はたどたどしくではあっても、だんだんとスムーズに両手を動かせるようになります。脳に回路ができ上がるからです。発達のトレーニングもまったく同じなのです。

一番大切なこと

何よりも大事なのは、トレーニングを楽しめるということです。そのためには、本人の主体性や関心を尊重する必要があるわけですが、取り組む内容にも、本人の意思を反映させるとよいでしょう。すべて本人の言うとおりにする必要はありませんが、本人が言った意見や希望を尊重する姿勢が大事です。

いくつかプログラムに取り組んでいくうちに、本人の興味や好みに合ったプログラムが出てくるようになります。「○○がやりたい」と自分から言うことも多くなります。一日のトレーニングで行うプログラムは三つか四つ程度のことが多いですが、その中に、必ず一つは本人の希望するものを入れるとよいでしょう。

あらかじめプログラムやカリキュラムを決めてしまいすぎるのは、考えものです。その子の気分や歩みのペースはそれぞれです。こちらが予定した通りにはいかないのが普通ですし、思いがけないところから展開が生まれ、伸びるきっかけになるということも多いのです。プログラムやスケジュールを決めすぎてしまうと、せっかく子どもが、自分から関心を見せても、そのことを素通りして、別のことに取り組ませるということになりかねません。

トレーニングの達人の域に達している方のセッションを見ると、あらかじめ用意した固定したプログラムに縛られるのではなく、本人のニーズやタイミングに合わせて、それにふさわしい内容を、手品師のように次々と提供していくという流れになっています。そうしたことが可能なのも、たくさんの引き出しをもっていて、その子がいま必要としている課題や関心に最も適した内容のプログラムを、自在に取り出すことができるためです。

一般の親御さんや支援の先生が取り組まれるという場合には、準備の都合などもあり、そこまでは難しいでしょうが、その子が興味をもちやすいプログラムが何種類かできてくると、その中からその日の状況に応じて使い分けるといいでしょう。

ご家庭で行う場合の注意点

もうお気づきだと思いますが、**発達のトレーニングは、遊びと似ていると言うか、その本質は、遊びと同じなのです**。遊びを通して、子どもは社会性をはじめ、さまざまな能力を発達させていくわけです。ただ、昨今は遊びが貧困になり、また、その機会も減り、以前なら遊びの中で自然に身についていたことが身につきにくくなっています。発達に課題のあるお子さんは、遊びに入っていくのが苦手で、余計訓練の機会が少なくなってしまいます。それを効率よく補うのが発達のトレーニングだと言えます。

しかし、本来は遊びの中で身につければ、それに越したことはないのです。

その意味で、発達のトレーニングは、お勉強や習い事よりも、遊びに近いものであってほしいと思います。遊びだから、楽しく夢中になって取り組めますし、また、その楽しさをほかの人と共有できるということが、心の発達や社会性の発達には特に大事なのです。

遊びですから、もともと無理やりやらされるものであってはならないわけです。自分からやりたいと思って取り組むことが基本なわけです。そのためには、本人の主体性を尊重し、関心に寄り添うという姿勢を大切にしたいものです。

しかし、本人の関心ややりたいことに振り回され、無秩序な状態になったのでは、トレーニングとしてうまくいかなくなります。遊びにもルールがあるように、トレーニングにもルールが必要です。一定の秩序や決まり事を守るということも、とても大事になってきます。

発達トレーニングをセンターや教室で行う場合には、ある程度枠組みが作りやすいと言えます。専用の部屋があり、時間も決まっています。部屋の構造も専用に作られているので、その部屋に入っただけで、これからトレーニングに取り組むぞというスイッチが入りやすいのです。

ホワイトボードが備え付けられていて、絵カードや文字を使って、その日の予定をあらかじめ提示するというやり方も、しばしば使われます。その方が、子どもも見通しがもて、一つのプログラムから次のプログラムに切り替えやすくなります。

しかし、ご家庭で行うという場合には、枠組みがそれほどしっかりとは作りにくいと言えます。その場合、お勧めなのは、小さなホワイトボードを使って、教室の雰囲気を醸《かも》し出すことです。いつもは裏返しにしておいて、その時間だけ、ジャジャジャジャーンと、トレーニング用の面を表に出すというのも、気分を高めてくれるでしょう。

とりかかる前に、お約束を確認してもいいでしょう。何時から何時までやって○分のお片付け、あとでおやつを食べるとか、シールを貼るといったご褒美を予告しておいてもいいでしょう。

家庭用のホワイトボードには、壁に取り付けるタイプのものもありますし、自立式のものもあります。ホワイトボードの前に立って、「きょうは何をやろうか」と、子どもの意見を聞くところから始めてもいいでしょう。それだけで、興味や意欲を引き出すことにつながるでしょう。

そして、意見が出たら、順番に書いたり、プログラムの内容を表した絵カードを張り付けたりして、今日のスケジュールを決めていきます。目安の時間を決めておいてもよいでしょう。

時間の管理が苦手なお子さんの場合には、枠組みをしっかりするための方法として、チンと鳴るベルや音を出す道具を使ったり、キッチンタイマーで時間を管理するのもよいでしょう。しかし、あまり厳格になりすぎず、程よさを大事にしてください。

ホワイトボードのところに、カレンダーや表を貼り出して、トレーニングをした日には、シールを貼るといったことも、モチベーションの維持につながります。

気が散りやすいお子さんや刺激に反応しすぎるお子さんも多いので、できるだけトレーニ

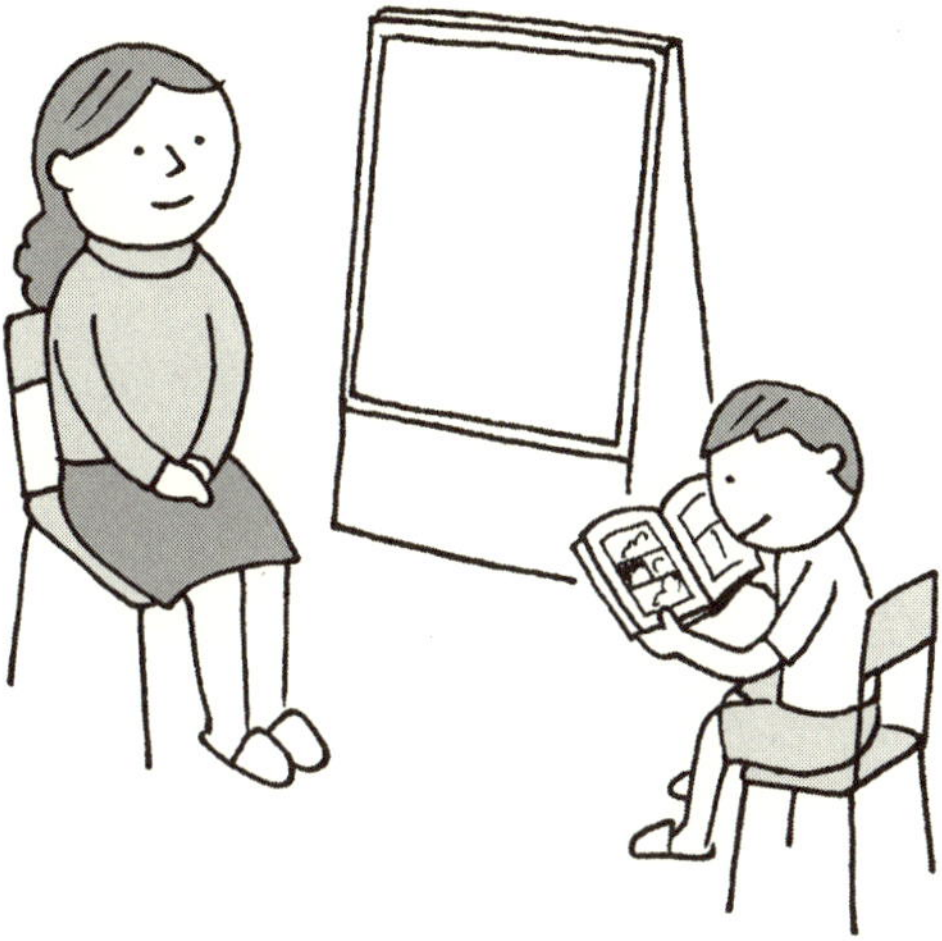

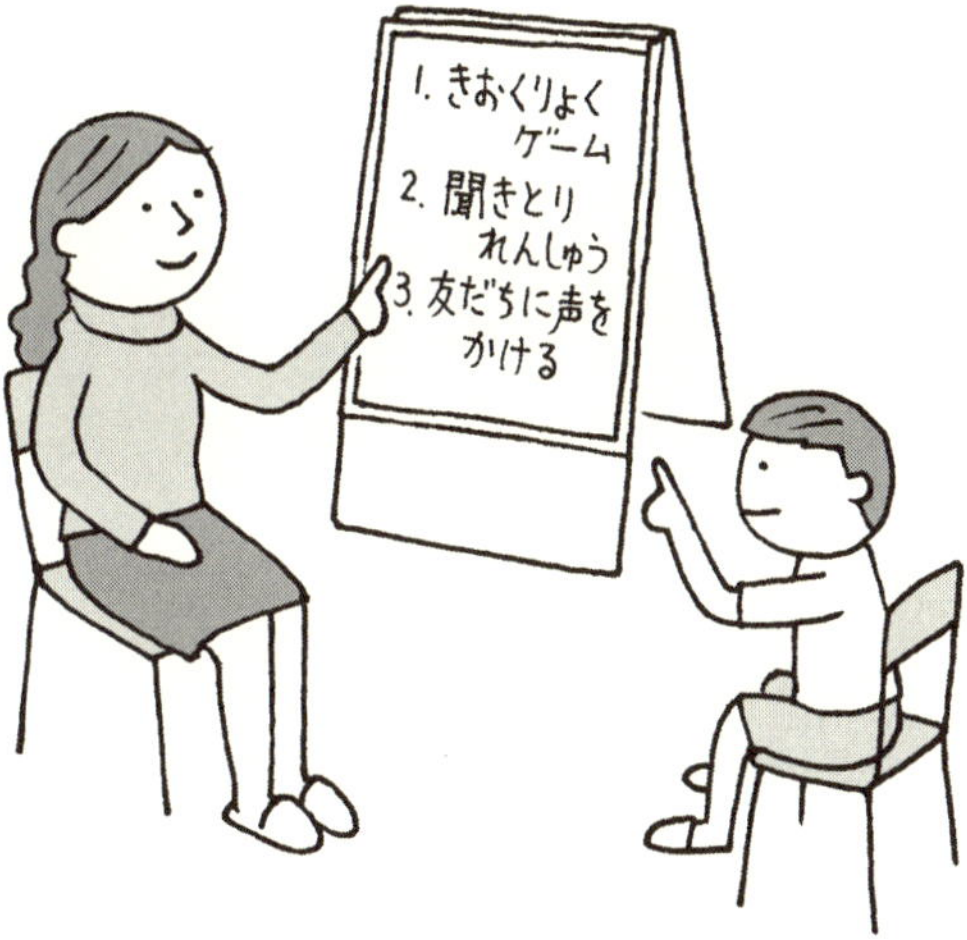

ホワイトボードを使って、教室の雰囲気を醸《かも》し出す

ングと関係のないものは片付けて、目に入らないところにしまってください。つい立てやカーテン、ロールスクリーンなどが利用できる場合には、おもちゃの棚や本棚、テレビやパソコンなどをつい立てなどで遮《さえぎ》り、いつもと違う部屋の雰囲気にするのも一法です。

BGMはつけず、ケータイも切るか、サイレントモードにして、その時間帯は原則通話しないように心がけてください。家事をやりながら、というのも、気持ちが上の空になってしまうので、できれば避けてください。この時間だけでも、お子さんの関心だけに寄り添うことが、とても大切なのです。

有効なトレーニングになるためには

次に大事なのは、トレーニングが有効になるための視点です。遊びが単なる遊びで終わらず、トレーニングとしてより効果的なものになるためにはどうすればよいかということです。この部分が考慮されているかどうかが、単なる遊びの相手をするか、トレーニングとして機能するかを分けます。

では、せっかく取り組むトレーニングが、より効果的なものになるためにはどういう点を心がければよいのでしょうか。

その一つは、その子の課題をしっかり認識して、必要な部分にほどよい負荷がかかるようなプログラムを用意することです。同じプログラムでも、少しやり方を工夫することで、その子にとって、適度な負荷に調節することができます。

例えば、三十キロの負荷が限界の人に、いきなり四十キロの負荷をかけても、びくともしないだけで、訓練にもなりませんし、やっても楽しくありません。かといって、十キロの負荷では、軽々とこなせますが、あまり有効なトレーニングとは言えませんし、本人の達成感も乏しいでしょう。限界の六、七割の負荷、つまり二十キロくらいで練習を繰り返すと、効果的なわけです。

また、腕の筋肉の課題があるのに、足ばかり鍛えても、効果的とは言えません。課題があるところに、負荷がかかる必要があります。

社会性や注意力といった、その子が抱えている課題に、効果的なトレーニングとなるために大事なことは、その子の課題にとって、ちょうどいいトレーニング・メニューを選ぶということです。

と同時に、課題を抱えているということは、それだけ、苦手なことに取り組むことになるのだと、その大変さを理解することも大事です。

尻込みしたり、やりたくない気持ちに共感しつつ、やりやすいこと、楽しめることから始めて、少し勢いがついてきたら、苦手なことにもチャレンジしてみるといった、細かい配慮が必要です。少しでも苦手な課題に向き合おうとしたときには、その勇気をたたえ、励ましを与え、わずかでも進歩したら、その点をほめて、強化をはかるということが重要になります。

ところが、通常の遊びの場面では、そんなふうにはなりません。その子の苦手なことを、その子なりに頑張ってやろうとしても、そうした努力の部分は評価されず、むしろうまくできなかったことを冷やかされたり、けなされたりしてしまいがちです。

話すのが苦手な子が、せっかく勇気を出して、たどたどしい言葉で、何か伝えても、「声が小さくてよく聞こえない」というような悪い点ばかりを言われたとすると、その子は、声を出すことによけい臆病になってしまいます。結局、せっかくチャレンジしたことよりも、うまくできなかったというネガティブな評価だけが残って、もうやりたくないということになりがちです。

その子の苦手な課題に取り組もうとしている場合には、その子にとって、そうするだけでも大変な勇気と努力が必要だということをまず理解してあげることです。そうした理解があれば、自然に子どもにかける言葉も変わってきます。一見当たり前に見えることも、恐る恐るチャレンジして、やっとできたという瞬間があります。**そのとき、すかさず「よくやれたね」という言葉をかけられるかどうかが、とても大きな違いを生むのです。**

発達のトレーニングは、言ってみれば、遊びの中の栄養素となる部分を凝縮したようなものです。そうした体験を通して、発達に必要な負荷と刺激を与え、強力に成長を促すわけです。発達トレーニングに熟達したカウンセラーは、その子の課題にフォーカスしながらかかわれるので、通常の遊びでは何年かかっても起きないような変化を、短いスパンで促すことができるわけです。

しかし、一般の家庭でも、そうした点に配慮しながら取り組むことができれば、十分に有効なトレーニングが可能だと思います。その第一歩が、お子さんの課題や特性をよく知って、それに応じて、どういうことに困難を感じやすいのか、まずその点から把握していくことです。

本書では、お子さんに多い課題ごとに、生じやすい問題を整理してありますので、第二章以降の各章の最初の部分で、その点をまず頭に入れてほしいと思います。

お子さんにとって、どういうことが、人一倍苦手で苦労するのか。その点をわかってあげることは、ただ怠けているように見なしてしまったり、頭ごなしに叱ってしまったりするのではなく、本人の立場に立って、困っている気持ちを共有したり、適切な励ましを与えたりすることにつながります。

そして、各課題に応じて、どういうトレーニング・メニューが使えるのか、また、困難さの程度に応じて、どんなふうに使い分けていけばいいのかということが重要になるわけですが、紙面の許す限り、ご家庭でもできるプログラムを中心に紹介してあります。

診断よりも個々の特性が大事

ここから少し専門的な話になりますが、大事なところなので、少し頑張ってお読みください。発達のトレーニングに取り組んでみようという方やその方法に関心があるのは、教師や発達の専門家の方だけではないでしょう。何と言っても一番多いのは、ご自身の子どもさんが「発達障害」と診断されたり、その傾向があると言われている方ではないでしょうか。まだ、診断や検査を受けたことはないけれど、少し気になる点があるという方もいらっしゃることでしょう。

特に診断を受けているという方について、気をつけていただかねばならないことは、診断

名がすべてを表しているわけではないということです。診断名は、その子の一番課題となる部分だけを反映していることが多いのですが、中には、その子の現実の課題に、あまりぴったりとは言えない診断名がついてしまっているという場合もあります。

診断名も、次々と変わったりして、かなり混乱しているという現状もあります。発達の課題のあるお子さんについて、今日よく使われる診断名としては、「自閉スペクトラム症」（「広汎性発達障害」や「自閉症スペクトラム障害」「アスペルガー症候群」なども使われてきた）「ＡＤＨＤ」「学習障害（ＬＤ）」「知的障害」が多いかと思います。

しかし、同じ診断名でも、その子の抱えている課題は、一人ひとりかなり違います。診断名という縦割りのカテゴリー（分類）とは関係なく、課題がまたがっていることの方が普通です。

発達のトレーニングを行う場合に大事なのは、診断名ではなく、子ども一人ひとりが抱えている特性や課題です。ですので、診断名ごとにトレーニングを考えるというのは、その子の実態に即していないのです。ベースにある課題を、もっと細かく丁寧に把握し、それに応じたプログラムに取り組んでいくことが求められるわけです。

例えば、自閉スペクトラム症と診断されている子どもさんでも、表情の読み取りが比較的問題なくできる子もいれば、まったくできない子もいます。ＡＤＨＤという診断名がついている子でも、表情の読み取りが悪い子も少なくありません。そういう子では、怒っていない普通の顔を見ても、怒っているように受け止めてしまうということが起きやすいと言えます。一方、虐待やイジメの被害に遭《あ》っているお子さんでは、診断名に関係なく、表情の読み取りに課題が認められやすいのです。

自閉スペクトラム症と診断されているケースでも、注意力の低下している子もいれば、逆に優れている子もいます。言語理解、視覚・空間認知、ワーキングメモリー（作動記憶。73ページで詳述）、処理速度など、ばらつき方は一人ひとり違います。

学習障害（最近は「学習症」とも）という診断についても同じです。耳から聞いて覚えるのは問題ないけれど、読んで覚えることができない子もいれば、読んで理解することは得意だけど、文字を書くことが極めて苦手という場合もあります。計算は得意だけど、文章題がまったくできない子もいれば、一問一答式や選択式の問題なら答えられるのに、文章を自由に書いて答える感想文は死ぬほど嫌いという子もいます。

こうした課題を改善するためには、その子がどの情報処理の部分に困難を抱えているのか、さらにベースの部分の課題を把握する必要があるわけです。学習障害の原因が、ワーキングメモリーが低いために起きている場合もあれば、目と手をうまく協応させて使いこなすことが苦手で、文字を書くといったことに困難がある場合もあります。図や形を覚えることが苦手なために、困難が起きている場合もあります。

ベースにある原因を突き止めることで、はじめて必要なトレーニングも見えてくるわけです。闇雲《やみくも》にトレーニングすればいいというものではなく、きちんと課題を把握するためのアセスメントも大切なのです。本書は、トレーニングに重きを置いているのはもちろんですが、課題のアセスメントも重視した内容となっております。

ですので、本書では、自閉スペクトラム症とかＡＤＨＤとか学習障害といった診断名による章立てはしていません。もっとベースにある課題ごとに分ける形をとっています。したがって、そのお子さんにどんなトレーニングが必要かを考えるうえでは、診断名ではなく、もっとベースにある特性や課題を知っていただく必要があります。

各章の初めの部分で、それぞれの課題によりどんな困難や問題が生じやすいかを説明してありますので、お子さんのベースにある発達の課題の把握に役立ててください。発達検査を受けたことがある方には、その結果をもう一度見ていただいて、それと照らし合わせながら本書の説明をお読みいただくと、お子さんの課題についての理解が深まりやすいかと思います。

ただ、知っておいていただきたいことは、現在使われているＷＩＳＣ（Wechsler Intelligence Scale for Children：ウェクスラー児童知能尺度）などの発達検査も、万能ではないということです。そうした検査で測定するのが難しい能力もあります。いくつかの検査と組み合わせることで、発達のさまざまな側面をできるだけ総合的に把握する必要があるわけですが、そうした検査をどこででも受けられるというわけにはいきません。

ですが、落胆には及びません。日々の生活での困難や学習のつまずきなどを丁寧にさぐることで、その子の抱えている課題というものは、おおむね把握することが可能です。課題を把握するうえで目安となるチェックリストを、各章に掲載していますので、そちらもお役立てください。

トレーニング効果を倍加させる決め手とは

ここまで述べてきた部分が、発達のトレーニングにおいて核となる部分なのですが、実は、もっと重要なことがあります。それをお伝えしたいと思います。

早く改善したいと望む人は、ともすると、方法にばかり目を奪われがちになり、あたかも障害や課題が克服できる魔法の方法があるかのように期待しがちですが、人間の発達や心の問題は、それほど単純なものではありません。それは、特別なサプリメントを飲めば、健康な体や若さが手に入ると期待するようなもので、現実にはそういうものはないどころか、偏って一つの食品やサプリばかりを摂りすぎることは、むしろ有害なのです。

発達のトレーニングにおいても、このプログラムがいいので、こればかりをやればいいというものではありません。それは、あくまで筋トレやサプリメントのようなものであり、普段の生活がもっと大事なことは言うまでもありません。限られた短い時間で行うトレーニングが効果的なものになるためにも、普段の生活習慣や家族や学校でのかかわり方が大切になります。

そして、そこにおいて最大の力を発揮するのは、ご家庭や学校が、本人にとっての「安全基地」となるということなのです。学校が、安全基地ではなくなっているというケースも多いことでしょう。そこを変えていくためには、学校の先生の理解や協力が欠かせませんが、まずできることは、家庭だけでも、その子の安全基地となれるように努力することです。

この効果は絶大で、実際にやってみればすぐに実感できると思います。安全基地機能を高めることで、子どもの発達や適応力の促進をはかる方法は「愛着アプローチ」と言い、発達トレーニングと合わせて行うことで、効果がぐんと高まります。愛着アプローチについては、最後の章で説明しますが、子どもにとっての安全基地となることが、何よりもその子の力を引き出すことになるということだけを、今は心にとどめておいてください。

このことは、発達トレーニングをご家庭や学校で行う場合にも言えることです。それゆえ、もう一度、この章の冒頭で述べたことに戻らなければなりません。一番大切なことは、トレーニングが楽しく取り組めるものだということです。

しかし、ご家族や先生が、トレーニングに取り組む場合には、ともすると、この点を忘れてしまいがちになるのです。勉強と同じように、教えたり指導したりというところが強く出てしまうのです。そうなると、もうそれは楽しめる遊びではなくなり、嫌なことをやらされているだけになってしまいます。

遊び心を常に忘れずに、一緒に童心に返って楽しむことが大事です。

それとともに、もう一つ大事なのは、常に肯定的なリアクションを心がけることです。ただの遊びの中ですと、相手の失敗を笑ったり、相手を面白がってけなしたりということも起きるでしょうが、トレーニングでは、本人の苦手な課題に取り組むわけですから、軽い気持ちだったとしても、少しでも否定的な評価をされると、二度としたくないということになってしまいます。本人の気持ちを常に考えて、見守り、丁寧に言葉がけをすることです。トレーニングの時間だけでも、そんなふうに大切に接していると、子どもはトレーニングの時間を大好きになると思います。

第2章　注意力のトレーニング

第二章から、いよいよトレーニングの開始です。最初のこの章では、外からの情報を受け取る場合の入口とも言える、注意力のトレーニングに取り組みたいと思います。

情報が入らなければ、当然適切な反応をすることもできません。しかし、発達の課題を抱えたお子さんに、もっとも多い困りごとの一つは、先生の話を聞いていないとか、気が散りやすいとか、聞き漏らしが多いといったことです。注意力の問題のために、授業についていけないとか、忘れ物などが多くなってしまうといった事態にもつながりやすいと言えます。

本章の前半では、注意力について説明した後、後半で、改善のためのプログラム例についてお話ししたいと思います。

その前に、お子さんの課題を把握するためのチェックリストをつけてみてください。そのうえで、後の解説を読まれると、課題の所在について理解が深まりやすいでしょう。

チェックリスト１

注意力の課題

各項目について、もっとも当てはまるものを、①～④からお選びください。

（１）注意がすぐにそれてしまい、人の話や課題に集中できない。

①よくある　②ときどき　③たまに　④めったに

（２）単調な話や刺激のない場面では、すぐ眠くなるか、ぼんやりする。

①よくある　②ときどき　③たまに　④めったに

（３）根気のいることや込み入った課題は苦手である。

①とても　②どちらかというと　③あまり　④まったく

（４）忘れ物をしたり、物を失くしたりする。

①よくある　②ときどき　③たまに　④めったに

（5）物事を慎重に丁寧にすることが苦手で、乱雑になりやすい。
①よくある　②ときどき　③たまに　④めったに

（6）騒々しいところでは、集中しにくく、話が聞き取りにくい。
①とても　②かなり　③いくぶん　④あまり

（7）探し物が苦手で、ミスをチェックしても、見落としてしまう。
①よくある　②ときどき　③たまに　④めったに

（8）自分のことに熱中すると、声をかけられても気づかないことがある。
①よくある　②ときどき　③たまに　④めったに

（9）他のことをやりだすと、時間や約束を忘れてしまう。
①よくある　②ときどき　③たまに　④めったに

（10）一つのことに注意が向くと、他の動作が止まってしまう。
①よくある　②ときどき　③たまに　④めったに

注意力と一言で言っても

不注意や気が散りやすいといった問題は、とても頻度の高いもので、児童の一割程度に認められ、男児では、もっと高い割合でみられます。注意欠如／多動症（ＡＤＨＤ）や注意欠如症（ＡＤＤ）といった診断がつく子どもも、五％以上もいるとされています。注意力がないという言い方をするわけですが、注意力というのは、実はそれほど単純な問題ではないのです。

実際、気が散りやすいということで医療機関を受診する子どもや大人の注意力を、さまざまな方法で調べてみると、意外なことがわかります。それは、注意力自体が明らかに低下している人がいる一方で、注意力の低下が認められない人も、相当な割合いるということです。

注意力の検査によく使われるものから、三、四種類をやってもらっても、どれも下がっていないという結果になることも、少なくありません。

これはどういうことでしょうか。不注意で失くしものばかりするとか、探し物ばかりしているということで、医療機関にやってきているわけですが、検査をすると、注意力を示すはずの成績が低下しているどころか、逆に平均を上回っている人もいます。しかし、本人も家族も困っているわけです。

そこで、さらに別のタイプの検査をいくつかやってもらうと、タスクによって、ものすごく成績が悪いものがあり、ようやく課題の存在が裏付けられたりするわけです。

このことは、注意力にもさまざまな要素があり、不注意の問題は単一の原因によって起きているのではなく、複数の原因が関係していることを示していると言えるでしょう。

注意には、後で述べる四つの機能的要素（①注意の持続、②選択的注意、③注意の転換、④注意の分配）があるとされ、それぞれ異なる脳神経的な仕組みによって働いています。

したがって、注意力のアセスメント（評価）を行う場合、チェックリストのスコアの合計得点で判定することは、あまり適切とは言えません。要素間の機能的な違いを無視することになるからです。それは、少し極端に言えば、血圧と血糖値を足し合わせて、その人が健康か判定するようなものです。「何項目以上該当すれば、疑いあり」というようなチェックリストは、実際のところ、余りあてにならないのです。むしろ、該当するチェック項目が、どういう課題を反映しているのかを知って、その子の特性についての理解を深めることに意味があるのです。

以降の章のチェックリストも、同じ趣旨で作られたもので、安易な〝診断〟をしたり、正常か異常かの判定をするためのものではありません。それゆえ、合計得点で、障害かそうでないかを、判定するようなこともしません。

①注意の持続

不注意の問題としてもっとも多いのは、注意の持続に関するものです。注意の持続が困難だと、すぐ他のことに注意がそれてしまうため、人の話を長く聞いていられませんし、勉強や課題にも集中が続かず、効率が低下します。他のことに目移りするため、宿題などがなかなか進まず、だらだらと長い時間かかってしまいがちです。物事に慎重に取り組むことができず、不注意なミスが増え、コップの水をこぼしたり、お皿や物を落としたりということもよくあります。置いたら置きっぱなしで、何事も乱雑になりがちです。忘れ物や置いた場所がわからないということもしばしばです。また、根気のいる課題や込み入ったことは、うまくできないので、苦手になりがちです。

注意の持続が低下した状態は、大きく分けて二つの原因で起きます。一つは、前頭葉の働きが鈍ることによってです。この場合、覚醒度（意識の清明度）が低下し、ぼんやりしていると感じられることが多いと言えます。睡眠不足や疲労もそうした原因となりますが、睡眠とは関係なく、そうしたことが起きてしまうのが注意欠如／多動症（ＡＤＨＤ）です。ＡＤＨＤのお子さんでは、単調な刺激だけでは急激に覚醒度が低下し、ぼんやりしてしまいます。また、うつ状態でも前頭葉の機能が低下するため、ぼんやりした状態になり、それまで有能だった人も、集中が困難になって、不注意なミスが増えます。

まったく正反対に、注意の持続の困難は、頭が働きすぎることによっても起きます。その代表は、躁状態《そうじょうたい》です。躁状態では、次々とアイデアが湧き、関心や話題が飛び移っていきます。こういう場合、注意の**転導性**が亢進《こうしん》しているという言い方をします。

このように、注意力は、うつや躁うつのような気分の問題によっても左右されますので、注意が散りやすいという場合、ＡＤＨＤばかりではなく、気分の問題も考慮する必要があります。特に、思春期以降に強まったという場合には要注意です。

ＡＤＨＤと似ていて、必ずしも同じではない状態に、**新奇性探求**の強い遺伝子タイプがあります。この遺伝子タイプの人では、興味のないことや新味のないものには飽きっぽく、すぐ退屈する一方で、真新しい刺激には注意が惹きつけられやすく、注意の転導性の亢進がみられることもしばしばです。

このタイプだからと言って、必ずしもＡＤＨＤではないのですが、ＡＤＨＤと同居することも多いので、同一視されてしまいやすいと言えます。高い処理能力を示すこともしばしばで、むしろ頭の回転が速く、好奇心が旺盛な、有能なお子さんだと言えるでしょう。このタイプのお子さんは、少し年齢が上がると、行動が落ち着き、学業や仕事において頭角を現すこともよくあります。

このタイプのお子さんでは、受動的な状態に置かれると、集中が低下する一方で、新奇な刺激に対しては、転導性が亢進しているため、どちらに転んでも、注意の持続は妨《さまた》げられやすいと言えます。

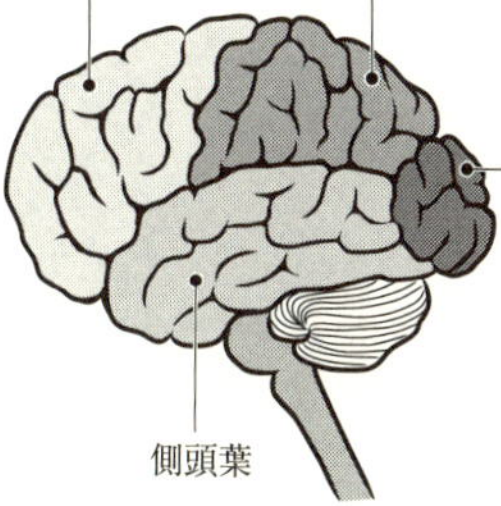

前頭葉の位置

そのことを踏まえると、注意の持続に課題のあるお子さんでは、ただ受け身的なトレーニングではなく、本人が主体的にかかわることが大事になってきますし、よけいな刺激を減らしつつ、適度な新鮮味をもたせるという工夫も必要になってきます。

百マス計算のような、単調な計算や処理を一定時間繰り返す課題は、注意の持続の能力を表します。注意の持続に課題があるかどうかは、行動を観察することでよくわかることが多いのですが、検査としては、WISCの**「符号」**という下位検査が、比較的よい指標となります。さらによい指標としては、**ブルドン抹消試験**という検査があります。該当するものだけを、✔印で消していくという単純作業をやり続ける検査ですが、途中のラップタイムを計測する点がミソです。注意力の維持に課題がある人では、急激に作業スピードが落ちたり、ムラが大きかったりします。

ウィスコンシンカード分類検査でも同じような傾向がみられます。多くの人は一回目にエラーが多く、二回目には、学習効果によりエラーが減りますが、注意の持続が困難な人では、一回目は成績がいいのに、二回目に悪化するという逆パターンを示します。つまり、慣れていない状況の方が目新しいので刺激があり、集中力が高まるのです。ところが、通常は慣れることで成績が上がるはずの二回目で、飽きが来てエラーが増えてしまうわけです。

注意の持続に課題がある人では、しばしばこういう逆パターンがみられます。一回目に受けた試験がよかったので期待していると、塾に通ったはずなのに成績が悪化するといった具合です。

チェックリストの（1）～（5）は、主に注意の持続に関連した項目です。

②選択的注意

選択的注意は、無関係な情報（ノイズ信号）に惑わされず、関係のある情報にだけ注意を選択的に向ける働きです。選択的注意が弱い人では、雑音のある環境では肝心なことに集中しにくく、また強い疲労を感じてしまいます。BGMや人の話し声が気になって集中できないという人や、喧騒《けんそう》の中で会話するのが苦手という人は、選択的注意が弱いと言えます。肝心な話ではなく、外の物音や話し声の方が耳に入ってしまうのです。

選択的注意が弱いときに起きやすい別の問題として、探し物が苦手ということがあります。選択的注意は、関係しているものだけを検索する能力だとも言え、そこが弱いと、無関係なものに注意を奪われ、効率よく必要なものだけを見つけ出せないのです。

選択的注意は、自閉スペクトラム症でも低下がみられやすいものです。また、精神的な悩みを抱えていたり、神経が過敏になっている状態でも、その機能が損なわれます。その結果、雑念や集中力の低下が起きます。不注意というと、ADHDと思われがちですが、そんなに単純な話ではないのです。

チェックリストでは、（6）、（7）が選択的注意と関係が深いものです。

選択的注意を測定する方法としては、ストループ課題と呼ばれる検査の成績が、よい指標になります。また、WISC-Ⅳの**「絵の抹消」**という課題も、選択的注意の指標となります。

③注意の転換

注意の転換は、注意の対象を切り替える働きです。注意の転換が弱い人では、目の前の刺激や反応パターンにとらわれてしまい、他に切り替えることが難しくなります。何かをやりだすと、止められなくなったり、一つの考えから抜け出せなくなったりしやすいと言えます。

注意の転換が悪い人では、視野が狭くなりやすく、**過集中**してしまうため、他のことに気づかないということが起きがちです。「木を見て森を見ず」になり、あまり重要でないことにエネルギーや時間をかけすぎてしまうのです。

また、変化や異変に気づくのにも、注意の転換が重要です。注意の転換が弱いと、目の前でいつもと違うことが起きていても、まったく気づかなかったりします。探し物をしたり、ミスをチェックするのには、先ほどの選択的注意とともに、注意の転換がかかわってきます。

注意の転換が弱い人では、WISCの**「絵画完成」**（絵を見て、欠けているものを答える検査）という課題やウィスコンシンカード分類検査の成績が悪くなる傾向がみられます。後者では、間違いだとわかっているのに、また同じエラーを繰り返す**保続**という現象がみられます。

集中力にあまり問題がないのに、周囲がよく見えていないタイプの人では、注意の転換に問題が起きているということがよくあります。

自閉スペクトラム症に伴いやすい過集中は、この注意の転換や次の項で述べる注意の分配の困難が関係しています。

また、うつや不安が強く、否定的な考えにばかりとらわれている状態では、他のことに注意の切り替えができなくなっていることがあります。

チェックリストの（8）、（9）は、注意の転換や過集中に関するものです。

④注意の分配

注意の分配は、同時に複数のことに注意を分配しながら、課題を行う働きです。注意の分配が苦手な人では、一つの作業をするときに比べて、同時に二つの作業をすると、ガクンと能率が低下してしまいます。

注意の分配と、注意の転換は、同じ機能の別の側面とも言えます。注意を分配して、複数のことを同時進行的にこなすためには、注意の転換が必要になるからです。

チェックリストの(10)は、同時処理に関するものです。

注意の分配が弱い人では、WISCの**「記号探し」**という課題の成績が、**「符号」**に比べて大幅に悪くなります。

なお、注意力全体の指標としては、**DN-CAS**という検査の**「注意」**という指標が優れています。三つの課題から標準化した注意力の指数を算出できます。残念ながらWISCやWAIS(Wechsler Adult Intelligence Scale:ウェクスラー成人知能検査)の検査だけでは、また、優れた指標とはいえDN-CASでも、注意力の問題が検出できない場合があります。

このように単純そうにみえる注意という機能をとってみても、意外に複雑な要素から成り立っているのです。以上の四つのうち、一つの機能だけが弱い場合もありますし、いくつかの機能に問題がみられる場合や、四つすべての機能に困難がある場合もあります。

さらに注意力はメンタルの状態の影響を受けやすいと言えます。例えば不安や緊張が強いと、慣れない場や初めての人の前では、注意力が低下しやすくなります。先にも触れたように、うつ状態や躁状態、睡眠不足や疲労状態でも、注意力は大きく低下します。神経過敏や幻覚妄想がある場合も、低下が起きます。注意力の低下があるからといって、注意の障害だとは限らないのです。

幼いころから続いているという場合にはじめて、発達障害による注意の障害がある可能性が出てきます。

発達障害のうち、ＡＤＨＤの人に特徴的にみられるのは、①の注意の持続の困難です。一方、ＡＳＤ（自閉スペクトラム症）では、①よりも、②選択的注意、③注意の転換、④注意の分配の方に困難がみられやすいと言えます。

注意の持続は、学力や知的能力に影響しやすい問題であるのに対して、選択的注意や、注意の転換、注意の分配はそれほど影響がなく、学力や知的能力が優れた人でも、これらが劣っている場合があります。技術者や研究者では、過集中の傾向をむしろ生かしていると言えます。ただ、②、③、④の問題も、実務面や社会生活の面では支障となりやすく、これらの特性について把握し、可塑性の高いうちからトレーニングしておくのに越したことはありません。

いずれにしても、一人一人抱えている困難さの混じり方は異なるので、診断名にとらわれず、それぞれの要素について、課題を把握するといいでしょう。

実はこれ以外に、もう一つ見かけ上、注意力が低下したように見える状態があります。それが、次の項で述べるワーキングメモリーの低下です。

⑤ワーキングメモリーの低下

かつては、ＡＤＨＤに伴う注意欠如の原因がワーキングメモリーの低下だとする説が有力だった時代もありました。しかし、今日では、注意とワーキングメモリーは、別の機能だと考えられています。脳機能の画像検査などの発達により、ワーキングメモリーと注意とでは、働く脳の領域も異なっていることがわかってきたためです。ただ、両者は密接に絡んだ働きであり、どちらが低下しても、結果的に計算や聞き取りなどのミスが増え、「不注意」とみなされるような事態になってしまいます。

症状だけからみると、ワーキングメモリーが低下しても、注意力が低下しても、同じような結果になるので、詳しい検査をしないと、見分けが難しい場合もあります。

ある女性は、物忘れや失くしもので困っていましたが、一般的な発達検査をしても異常がありませんでした。ワーキングメモリーの指数は一二〇もあり、処理速度も一一〇を超えていました。ところが、より感度の高い注意力の検査をすると、標準化した指数が七〇台にとどまり、ほかの能力に比べて、著しく低いことがわかりました。この方のように、特別な検査をしないと原因が見分けにくいというケースもあります。

見分けるポイントとしては、ワーキングメモリーの方に問題がある場合、暗算や暗記が苦手になりやすく、学業に影響が出やすいのですが、注意力の問題だけですと、知的能力が高いこともしばしばです。

実際のトレーニングにおいては、注意力だけとかワーキングメモリーだけというように限定する必要はなく、どちらも一緒に鍛えた方が効率的です。ただ、どちらも苦手な子どもにとっては、すごく大変なことをやらされてしまうことになりかねません。そこで、負担を減らすために、どちらか一方に力点を置く方法を用いた方がよい場合もあります。

発達検査でワーキングメモリーと呼ばれているのは、聴覚的ワーキングメモリーのことですが、聴覚的ワーキングメモリーが低い子で、注意力も弱いという場合には、いきなり聞くことに集中する課題を与えても、うまくできませんし、嫌になってしまいます。そこで、比較的得意な視覚的な課題や、作業的な課題を用いて注意力のトレーニングをするというのがお勧めです。

そして、ある程度達成感を味わい、モチベーションを高めたうえで、その子にとって難易度の高い聴覚的ワーキングメモリーと注意力を必要とする課題にチャレンジするとよいでしょう。

聴覚的なワーキングメモリーを使うトレーニングについては、次章の「ワーキングメモリーの課題とトレーニング」で取り上げたいと思います。本章では、聴覚的なワーキングメモリーをあまり必要としない、体を使った遊びや視覚的、作業的な課題を用いる注意力のトレーニングを紹介しましょう。

注意力のトレーニング

はなタッチ

対象：幼児〜小学校低学年

トレーナーは子どもと向き合って座り、〈はなはな……〉と言いながら、両方の手で鼻をさわります。子どもも自分の鼻をさわります。次に体の別のパーツを言い、（例えば〈頭〉）、

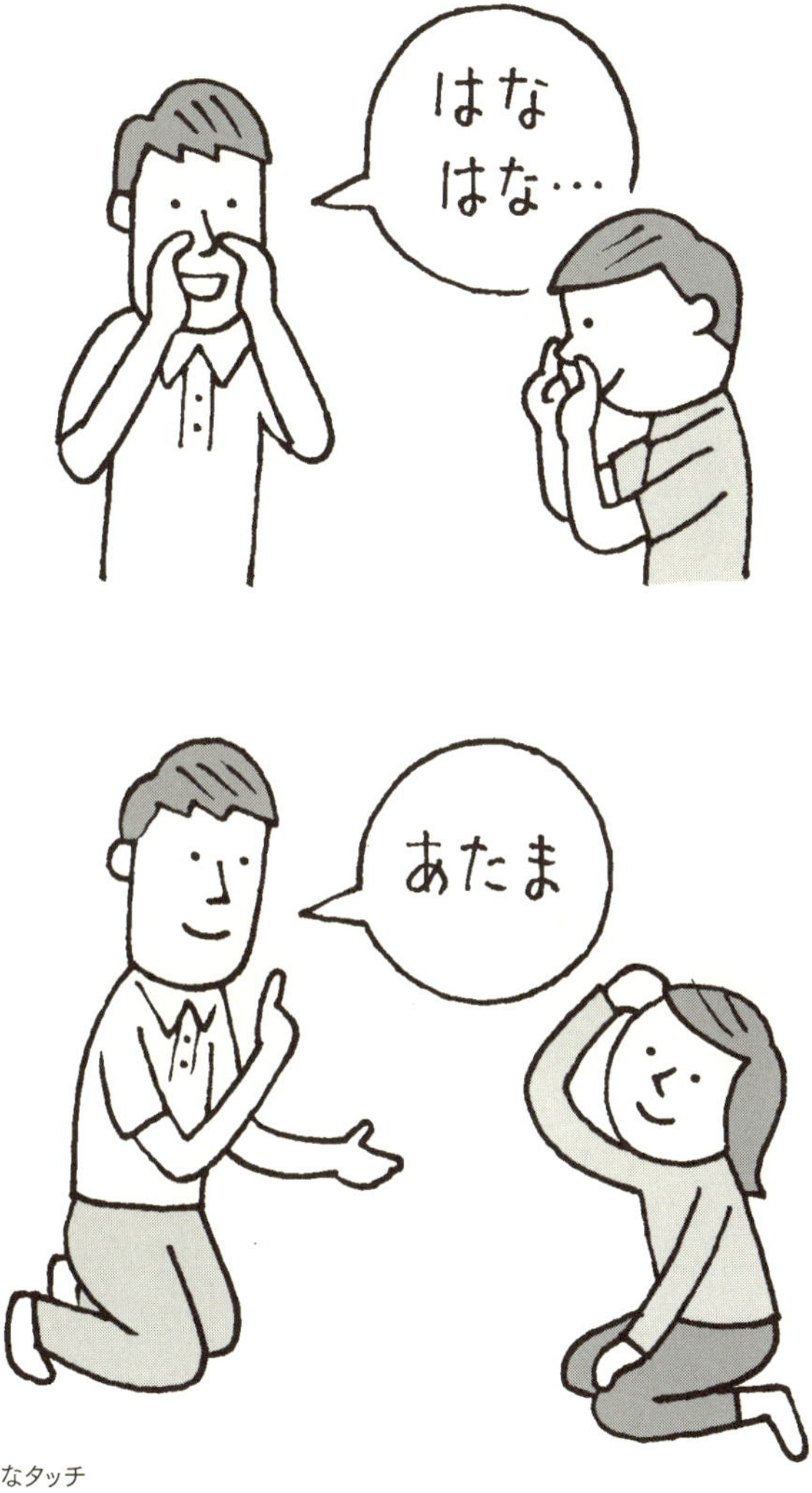

はなタッチ

子どもも、その合図を聞いて、素早くそのパーツをさわります。相手の言葉をよく聞き、言われた体のパーツをさわります。

慣れてくると、発した言葉と異なるパーツをさわり、フェイントをかけます。子どもは、騙されないように、肝心なところに注目しなければならず、選択的注意のトレーニングにもなります。

実際のトレーニング風景

Cくんは、学校でも授業に集中できず、注意がそれるお子さんでした。トレーニング中も、色々な刺激に目がうつり、注意の持続が難しい状況でした。

そこで、課題に取り組む前に、

〈今から面白いゲーム始めるよー。騙《だま》されずにクリアできるかな?〉と声をかけると、いつもは、自分の好きなもの以外、すぐに注意がそれてしまうCくんですが、珍しく注意を向けてきました。Cくんは最後まで興奮気味に取り組み、その後のプログラムでも、いつもより集中を保てました。

その後、Cくんのトレーニングでは、まずこうした体を使って集中を高める遊びに、ゲーム感覚で取り組んでもらい、次の課題に進むようにしています。

うまくいく秘訣と工夫

遊びやゲーム的な要素を取り入れて、子どもの注意を高めるのは、トレーニングでよく使うテクニックです。声のトーンを変えたりじらしたりして、子どもがドキドキして注目するように声をかけます。声を小さくすると、聞こうとして注意が高まります。役割を交代してみてもいいでしょう。

あとだしじゃんけん

対象：全年齢

〈じゃんけんぽん〉とトレーナーが出した手の形に対して、子どもが、「ぽん」と後出しで、じゃんけんをします。その場合、①あいこ②勝つ③負ける、の順になるように行います。間違えずに三回とも出せたら、子どもの勝ち、間違えたら、子どもの負けです。

最初はゆっくりとしたスピードで、慣れてくると、できるだけ素早く行います。慣れてきたら、出す順番を変えてみるといいでしょう。

注意の持続と選択的注意、注意の転換、視覚運動協応などのトレーニングになります。

ストループ課題

対象：全年齢

22　333　44　6666　555　444　2222　……

右に掲げたような数列について、「まず数字の数に関係なく、同じ数字が何個並んでいるかを答えてください」と指示します。上の例では、「2、3、2、4、3、3、4……」というのが正解になります。かかった時間とミスの個数を記録します。

次に、「今度は、同じ数字が何個並んでいるかに関係なく、その数字の値を読み上げてください」と指示します。上の場合ですと、「2、3、4、6、5、4、2……」が答えになります。こちらも、所要時間とミスの個数を記録します。

前半が「ストループ課題」、後半が「逆ストループ課題」と呼ばれるものです。無関係な情報に邪魔されず、必要な情報にだけ注意を向ける選択的注意のトレーニングです。後半の問題だけができが悪いという場合には、前半の問題のパターンに引きずられていると考えられ、注意の転換が弱いことを示しています。

うまくいく秘訣と工夫

簡単そうで、ミスをたくさんしてしまい、悔しがる子も多いでしょう。スポーツの練習でもするように、明るく楽しい雰囲気で、はきはき声をかけながらやるといいでしょう。前回の記録と比べて、成績が上がっていれば、そのことを評価し、上がっていないときには、頑張ったことだけを評価してください。

同じパターンの課題だと飽きてしまいますので、ヴァリエーションを工夫する必要があります。例えば黄色で書いた「みどり」、緑色で書いた「あお」、青色で書いた「き」といった文字で表した色と、実際の色の組み合わせでも課題を作れます。あるいは1～5の数字を五段階の大きさの活字で表示し、まず、数字の値がもっとも大きいものを選んでもらったうえで、今度は、数字の活字が、もっとも大きいものを選んでもらうという方法も使えます。

数字つなぎ課題

対象：全年齢

数字の1から10（～20）と、漢数字の一から二十を、ばらばらに散らばらせて書いた紙を渡し、数字だけ1から順番になるように、線でつないでもらいます。次に、数字と漢数字

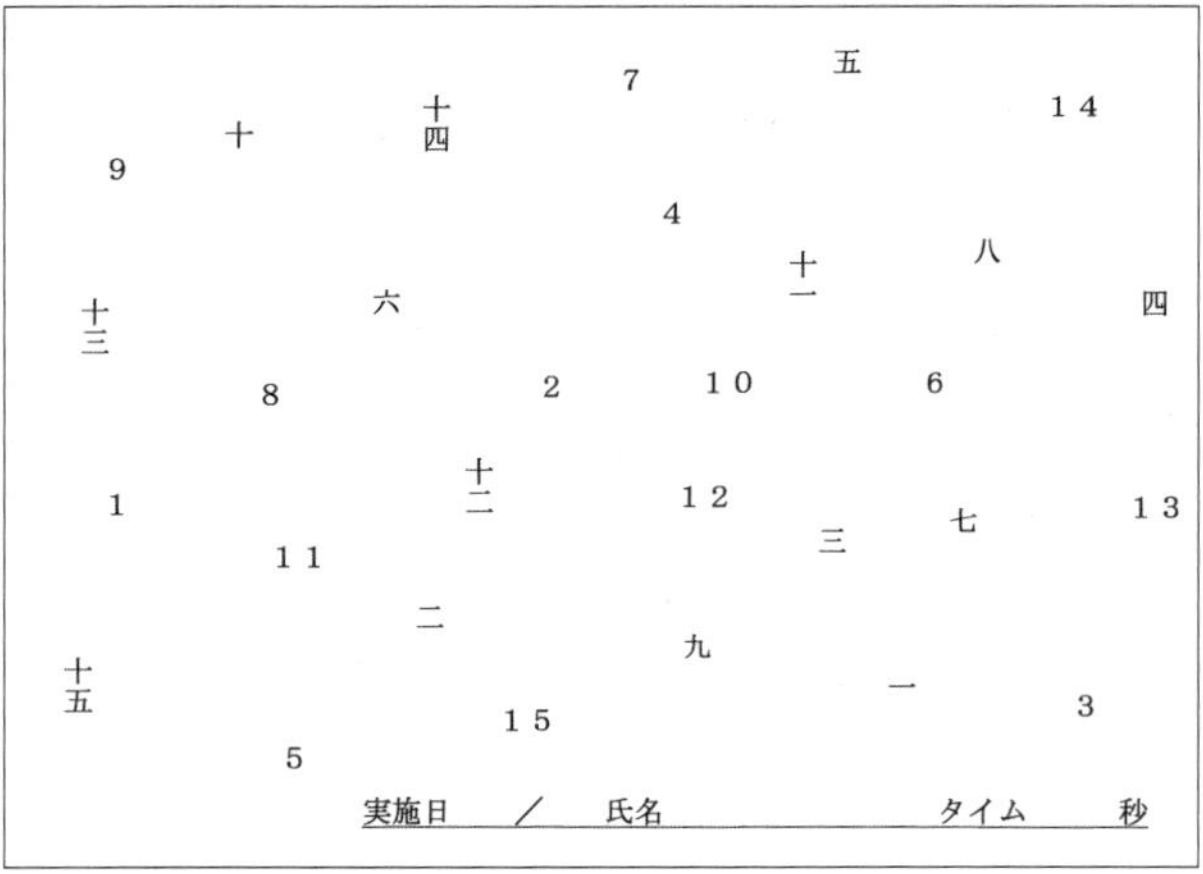

数字つなぎ課題

が、1〜一〜2〜二という具合に交互になるように、線でつないでもらいます。ストップウォッチで時間を測ります。

注意の持続や選択的注意の訓練になります。また、目と手の協応を使った視覚・空間処理能力のトレーニングにもなります。

うまくいく秘訣と工夫

単調な課題なので、勉強のようになってしまうと、すぐ嫌になってしまいます。単調な課題ほど遊び心が大切です。ゲームかスポーツ競技のように取り組むとよいでしょう。ストップウォッチは必需品です。前回の記録と最高新記録を読み上げ、「さあ、記録更新なるか。世界新が誕生するか」という具合に、アナウンスを入れて盛り上げると、モチベーションが高まります。

数字の散らばりかたのパターンを五パターンくらい用意して、トランプのババ抜きのように選んでもらってもいいでしょう。

記憶力ゲーム

対象：幼児～小学生

視覚刺激を短期的に記憶し、記憶したものを再現するトレーニングです。この課題では、提示されたものに注意を向け、ある一定の時間、記憶を保持しておくことを求められます。ワーキングメモリーも使いますが、注意力のトレーニングになります。

進め方のポイント

①赤・青・オレンジ・ピンク・緑・黄色のおはじきを用意します。
②その中から三つ～五つのおはじきを選択し、お子さんの目の前で一列に並べます。
③並べ終えた後、十秒間でその配置を記憶してもらいます。
④十秒後、つい立てを立てておはじきを隠します。
⑤お子さんにおはじきを手渡し、記憶した通りにおはじきを並べてもらいます。

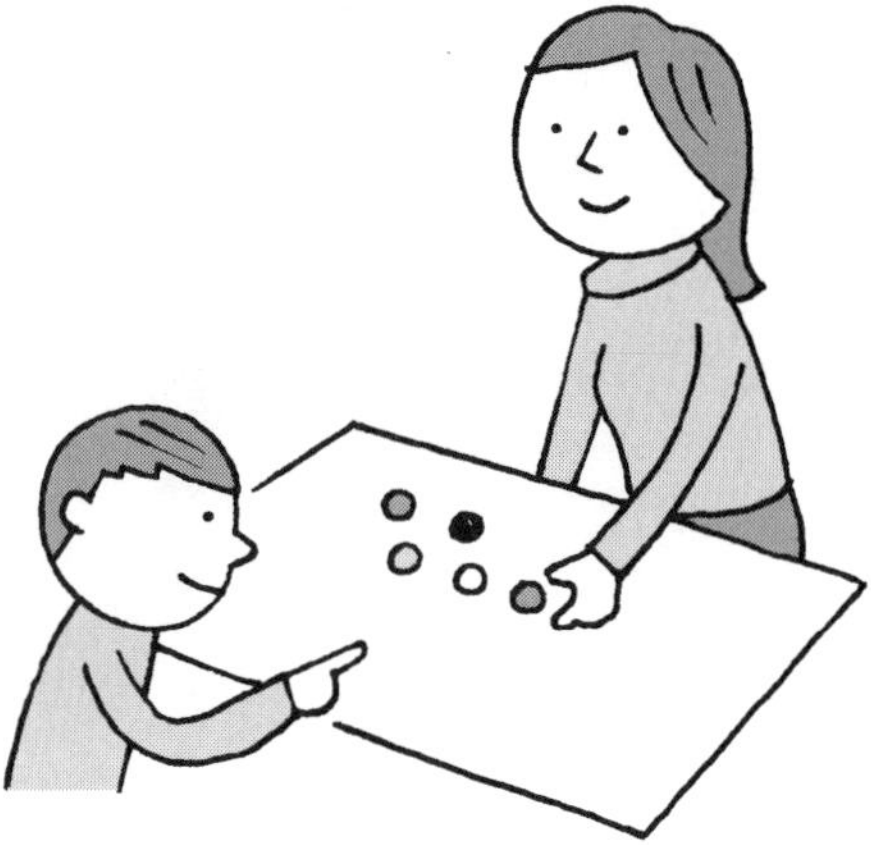

記憶力ゲーム

⑥お子さんがおはじきを並べ終えたのを確認後、つい立てをはずします。
⑦トレーナーが並べた配置とお子さんが並べた配置を見比べ、合っているかどうか、一緒に確認します。

課題に用いる道具は、おはじきでなくても問題ありません。身近にある物や、お子さんの好きな物を自由に選択されるとよいかと思います。課題を行うごとに、〈今日は何が出て来るかなぁ～?〉〈今日は何が出て来るかなぁ～?〉と、用いる道具を変えてみるのも面白いかもしれません。

実際のトレーニング風景

Aくんは小学二年生。幼少期から落ち着きがなく、外出先でも常に動き回っているような状態でした。就学後も多動が顕著で、学習にも集中して取り組むことがなかなかできませんでした。

Ａくんとは、約一年間、月に二～三回の頻度で、トレーニングを続けています。トレーニングを始めた頃は、一つのことに注意を向けることが難しく、課題から次の課題への切り替えにもかなりの時間を要していましたが、最近は少しずつ見通しをもって行動することができるようになっています。

次は、Ａくんとのトレーニングの一例です。なお、本書では、「カギかっこ」は本人の発言を、〈山かっこ〉はトレーナーの発言を示しています。


〈Ａくん、これから記憶力ゲームを始めるよ！〉

「どうやってやるん？（興味津々《しんしん》な様子）」

（上記の手順を説明する）

「わかった！　面白そうやなぁ～！」

〈うん、面白そうだね～！〉

〈このゲームをやるとね、集中力とか、注意力がアップして、記憶力も身につけられるよ！〉

「へぇ〜、すごいなぁ！　頑張るわ！」
〈うん、じゃあ始めるよ！　頑張ってね！〉

まずは赤・青・黄色の三つのおはじきを使うところから始めました。Aくんは、数秒ほどで配置を記憶し、「僕、もう覚えたで！」と得意気です。トレーナーが、〈十秒間はそのまま頑張って、おはじきに集中しててね〉と声をかけても、Aくんは「大丈夫、大丈夫〜！　もう覚えたから、見んでもいいねん！」と言い、視線を他のところに向けてしまいます。

ところが、実際にAくんにおはじきを並べてもらう段になると、覚えたはずの配置を忘れてしまっていて、「あれ〜？　何やっけ？　赤って左やっけ？　右やっけ？」と戸惑っています。

Aくんは、「ちゃんと見ておかないと、わからなくなる」ということを実感したようで、次の問題からは、十秒待つ間、「赤・青・黄色」「赤・青・黄色」と並び順を唱え続けるという方法を自分で編み出したのでした。その結果、Aくんは問題に見事正解。「やったー！合ってたー！」と大喜びです。

〈Aくん、〝唱えて覚える〟っていう工夫ができたね！〉と言うと、Aくんは「うん。言っといたら忘れへんかった！」と、うれしそうに言い、「じゃあ今度は四つでやってみよう！」と、おはじきの個数を増やすことを、自ら提案しました。

さらにAくんは、自分が出題者、トレーナーが回答者になることを提案したり、真っ直ぐ並べるのではなく、四角とか、三角の形に並べるなど、問題の出し方のヴァリエーションを提案してくれます。

実際に形を作る課題に挑戦してみると、形と色の組み合わせの両方を覚えないといけないため、かなり苦戦しましたが、それでも、「面白かった！　またやりたい！」と笑顔を見せました。

Aくんは、何事に対しても苦手意識をもちやすく、また、失敗を恐れる傾向もみられました。しかし、トレーニングで、「できた！」「わかった！」という成功経験を積む中で、自信をつけ、積極性も高まってきています。

うまくいく秘訣と工夫

易しめの設定から始めて、少しずつおはじきの個数を増やすなど、レベルを上げていきます。また、Aくんが提案してくれたように、出題者と回答者を交代しながら進めるなど、やりとりや工夫を楽しむとよいでしょう。

消えたものは何？

対象：幼児〜小学生

前のプログラムのヴァリエーション（変化形）です。おもちゃや人形、文房具などを五点〜十点程度、配置します。そして、何が置かれているか、十秒間、よく見てもらいます。そして、後ろを向いてもらい、一点だけ物を横の箱に入れて隠します。それから、何がなくなったかを当ててもらいます。これは、視覚的な短期記憶も使いますが、目の前にないものに気づくための注意の切り替えも必要です。

こんなもの、あったっけ？

対象：幼児〜小学生

逆になかったものを、そっと追加し、何が増えたかを当ててもらう課題です。こちらの方が簡単に感じることが多いので、苦手な子では、こちらの課題からやってもいいでしょう。

うまくいく秘訣と工夫

どちらも、最初は少ない点数の物で始めて、限界まで品物の点数を増やしていきます。

絵カード神経衰弱

対象：幼児～小学校低学年

トランプの神経衰弱では、同じ数字のカードを見つけようとしますが、「絵カード神経衰弱」は数字の代わりに同じ絵のカードを見つけると、そのカードをゲットできる遊びです。

注意力や視覚的な短期記憶の訓練に適しています。ドイツ製の「キンダーメモリー　神経衰弱」というカードが、絵が印象的で子どもにも人気ですが、他にもさまざまな絵カードが市販されています。

実際のトレーニング風景

Mちゃんは、言葉が遅く、幼稚園に行っても、一人でぽつんとしていることが多く、あまりほめてもらえることもなかったので、自信のないお子さんでした。ところが、絵カード神経衰弱をすると、とても記憶がいいことがわかり、何度かやるうちに、トレーナーが太刀打ちできないほど強くなりました。

そのことがよほどうれしかったのか、自宅でもご家族相手に楽しむようになり、みんなから「すごい！　記憶力がいいね！」と驚かれ、そのことがきっかけで自信をもつことができるようになりました。それまでは、ぼーっとしていることが多く、注意が長続きしなかったのに、集中力もめきめき高まりました。

第3章　ワーキングメモリーの課題とトレーニング

この章では、言葉を聞き取ったり、文を読んだり、計算をしたりするときに、不可欠なワーキングメモリーのトレーニングに取り組みたいと思います。まず、チェックリストをやってみてください。

チェックリスト2　**ワーキングメモリーの課題**

(1) 聞いていたはずなのに、すぐ忘れていることがある。

①よくある　②ときどき　③たまに　④めったに

(2) 込み入った話は、頭に入りにくいようだ。

①よくある　②ときどき　③たまに　④めったに

(3)計算、特に暗算が苦手である。

①とても　②いくぶん　③あまり　④まったく

(4)数字の逆唱(例えば、3-7-6-4であれば、4-6-7-3と答える)は何桁までできますか。

①三桁未満　②四桁　③五桁　④六桁

(5)これから文章を読み上げます。一回だけしか読み上げませんので、よく聞いて、そっくり同じように繰り返してください。

①さとしくんの弟は、きのう四歳になりました。

②ゆいなさんはなわとびが得意で、二重跳びが五回できます。

③この先の交差点を左に曲がり、六十メートル進んだ角の信号を、右に曲がってください。

④ピーターパンは、物語の主人公です。ネバーランドに住んでいて、海賊船《かいぞくせん》のフック船長と日夜《にちや》戦っています。

ワーキングメモリーが思考を支えている

ワーキングメモリーは、数秒から数十秒くらいの短い時間、聞いたことや見たことを一時的に記憶しておくメモ的な記憶で、「作動記憶」と訳されます。聞いたことを頭にとどめておく**聴覚的ワーキングメモリー**や見たことを脳裏にとどめておく**視覚的ワーキングメモリー**などがあり、感覚のモードごとに分化していると考えられています。人によっては、聴覚的ワーキングメモリーが弱くて、聞いたことはすぐ頭から抜けてしまうけど、目で見たことなら、比較的長く頭にとどめておける、という人もいますし、その逆の人もいます。

それぞれが、ある程度独立している機能なわけですが、共通する部分もあり、ベースにあるワーキングメモリーが弱いと、どちらも弱いだけでなく、頭に考えていることを保持することが難しく、複雑な思考を行うことが困難になります。

「五百円の品物を一割引きで買って、千円出したら、おつりはいくらでしょう」という問題を、頭の中で考える場合、五百円とか一割とか千円といった数字を覚えておくだけでなく、品物を割引で買って、お金を支払い、お釣りをもらうという一連の状況を理解し、頭にとどめておく必要があります。どちらもワーキングメモリーが必要で、数字の正確な記憶と、状況やプロセスの把握、そして、その両方を頭に保持することができてはじめて、式を立て、計算をすることも可能になるのです。もちろん、式を頭にとどめて、暗算で計算するのにも、ワーキングメモリーが必要です。

ワーキングメモリーは、思考する場合のメモ帳のようなものです。実際、ワーキングメモリーが弱い人も、すぐにメモし、メモしたものを見て考えるようにすると、だいぶ思考も進めやすくなり、見落としやミスを減らすことができます。

ワーキングメモリーは、計算や聞き取り、文章を読むといったことだけでなく、あらゆる作業やコミュニケーションに必要です。作業をするのに手順や与えられた情報を覚えておかなければ、うまくこなせませんし、相手の発言を覚えていなければ、トンチンカンなコミュニケーションになってしまいます。

さらに複雑な思考や推論、判断をする場合には、ワーキングメモリーがフル回転することになります。ワーキングメモリーが弱いと、目の前の一つか二つの情報だけから判断して、短絡的な反応をし、まんまとワナにひっかかってしまいます。

例えば、次のようなスリーヒント・クイズが出されたとします。

「それは、酸っぱい食べ物です。黄色い色をしています。カタカナで三文字の言葉です。さて、それは何でしょう」

最初の「酸っぱい食べ物です」という条件を忘れてしまい、「黄色い色をしています」と「カタカナで三文字の言葉です」という情報だけで考えると、「バナナ」と答えてしまうかもしれません。

現実の出来事では、たくさんの情報が与えられて、そこから適切な答え（反応）を弾き出さねばならないわけですが、大事な情報が一つでも落ちてしまうと、とんでもない答えを出してしまうことになります。

ワーキングメモリーが弱い場合に生じやすい問題の一つとして、学習の問題があります。聴覚的ワーキングメモリーが弱い子の場合、ヒアリングが苦手です。先生の話を聞くという形式の授業では、頭に入りにくいと言えます。図や映像や具体的な作業や実験ならとっつきやすいでしょう。本を読みながら、自分で勉強した方が頭に入るという場合もあります。

視覚的ワーキングメモリーが弱い子どもでは、書き写すということが苦手になります。板書なども困難です。読んだものが頭に残りにくく、本を読むより、話を聞いた方が理解しやすいでしょう。ワーキングメモリー全般が弱い場合には、知識を獲得することが困難になりやすく、応用問題などは特に苦手です。学習障害の子では、ワーキングメモリーの低下を伴うことが多いと言えます。

学習障害の要因は一つではなく、さまざまですが、ワーキングメモリーが弱いことが、一つの重要な要因となっています。

ワーキングメモリーのアセスメント

聴覚的ワーキングメモリーが弱いときに起きやすいことは、読むのに比べて、聞き取りが弱く、聞いていたはずなのに、言われたことが頭から抜けてしまうということです。また、暗算をするといったことも苦手ですし、込み入ったことを頭で考えるのも難しく、いくつかの条件を使うような複雑な課題になると、頭がすぐこんがらがります。

数字の逆唱は、ワーキングメモリーの一つの指標です。あくまでおおざっぱな目安ですが、六～七歳では四桁、八～十歳では五桁、十一歳以上では六桁できれば、よいでしょう。大幅に下回るときは、ワーキングメモリーが弱い可能性があります。

文の暗唱の課題は、六～七歳では、①と②のどちらかが、一か所以内の間違いで答えられればよいでしょう。八歳では一つ、九歳では二つ、十～十一歳では三つ、十二歳以上では、四つとも完答できることが目安です。あまりにも間違いが多い場合や大きく目安を下回る場合には、ワーキングメモリーの低下が疑われます。

正確な測定のためには、WISCなどの検査をする必要があります。WISCの**作動記憶**という指標が、児童でよく使われるワーキングメモリーの指標です。**「数唱」「算数」「語音整列」**の三つの課題で測定します。

ワーキングメモリーを鍛える

珠算の達人は、何十桁もの数字の計算を暗算でこなしてしまいます。膨大なワーキングメモリーをもっているわけです。彼らは暗算を行っているとき、視覚に関連する領域が活発に働いていて、視覚的なワーキングメモリーも使われていると考えられています。

こうした達人も、最初からそういう神業的な暗算ができたわけではありません。訓練の積み重ねで、その域にまで達したわけです。

ワーキングメモリーは、決して固定した能力ではなく、使えば鍛えられて強くなりますが、優れたワーキングメモリーをもっていても、使わなければ衰えてしまいます。

実は学校時代、われわれが日々取り組んだ学習には、ワーキングメモリーの訓練という側面があります。毎日宿題に出ていた計算と漢字は、どちらもワーキングメモリーの訓練になっていたわけです。

ただ、どちらかというと視覚的なワーキングメモリーの方にウエイトが置かれているかもしれません。ここ数十年の日本の教育では、聴覚的なワーキングメモリーを鍛える訓練は、意外に少なかったと言えます。海外の語学の授業では、**ディクテーション**といって、先生が読み上げた文章を、書き取るという学習法がよく使われます。この方法は、聞き取りと書き取りの両方を訓練できるので、とても効果的にワーキングメモリーを鍛えられます。

文章を丸暗記し、そらで唱える**暗唱**という方法も、古典的ですが、ワーキングメモリーを鍛えるのに有効な方法です。

トロイ遺跡の発掘で有名なシュリーマンは、十か国語以上を操る語学の達人でしたが、彼はその日勉強した外国語の文章を、必ず暗唱することにしていました。暗唱するのは、最初はとても難しいことに思われますが、やっているとメモリーがどんどん強くなり、苦労せずに覚えられるようになるものです。

しかし、もともとワーキングメモリーが弱い子に、こうしたことを無理強いしても、挫折してよけい嫌になってしまうだけです。遊びの要素を取り入れて、楽しみながら、ワーキングメモリーを鍛えていくことが求められます。

聴覚的ワーキングメモリーのトレーニング

本章では、言葉や知識の学習や聞き取り、コミュニケーション能力とも関係が深い聴覚的ワーキングメモリーのトレーニングを中心に取り上げます。

リピーティング練習

対象：全年齢

文を読み上げて、それをそのまま繰り返してもらうトレーニングです。最初は、短い文や、文を短く分けて練習し、次第に長い文にチャレンジしてください。ワーキングメモリーを鍛えるだけでなく、言葉の能力や語彙《ごい》の強化にもつながります。文章は、そのお子さんの興味を惹くようなものを選んでください。言葉遊びや早口言葉、面白いお話、わくわくするお話など、文章のレベルや全体の長さも徐々《じょじょ》にアップしていくといいでしょう。知らない言葉が出てきたら、意味を教えてあげたり、内容について思ったことを話したりして、会話を楽しみます。苦痛にならないように、一回の練習時間は短時間にとどめておきます。

実際のトレーニング風景

Bちゃんは小学校二年生。来所された当初は、何をするにも落ち着きがなく、一つのことに集中することが難しい状態でした。また学校生活においても、授業中、じっとしていられなかったり、先生の指示通りに行動したりすることができず、注意を受けることも多かったようです。学習面では、特に文字の読み書きが苦手でした。ですが最近は、文章を書いたり読んだりすることにも少しずつ意欲的になり、課題にも集中して取り組むこともできるようになっています。

Bちゃんに初めてリピーティング練習を行ったときの様子を、次に紹介します。

導入

〈今日は、先生が読み上げたお話をそのままそっくり、繰り返して言うっていう練習をしてみようと思うんだよね〉

「えー、そんなん無理やわぁ。B、覚えられない。だって、先生、長い文章、読むんやろ?」

〈大丈夫! ちょっとずつ、区切りながら読んでいくからね〉

「なーんや! わかった、わかった! それやったらB、頑張るわ!」

〈よかった！　じゃあ、これから先生、お話を読んでいくから、どんなお話か、お話の内容にも注意しながら、よーく聞いてね〉

「はーい！」

課題の文章と実施時の様子

一月十一日は、パパの誕生日です。でも、その日はパパが仕事で帰って来るのが遅くなるので、一月十二日に、家族でお誕生日会をすることになりました。私とママと弟の三人で、パパの大好きなチョコレートケーキを作ることにしました。材料は、ママと一緒に近くのスーパーに買いに行きました。粉を混ぜて、オーブンに入れて焼くまでは、私とママが担当しました。焼き上がったケーキにフルーツを飾り付けるのは、私と弟が担当しました。パパが仕事から帰って来てから、お誕生日会を始めました。みんなで作ったケーキを見て、パパは、「わぁ、すごい！　おいしそうなケーキだね！」と、とても喜んでくれました。

実際にやってみると、Bちゃんは一文節〜二文節であれば、大よそ正しく聞き取り、繰り返すことができましたが、三文節以上になると、不安そうな表情がみられ、微妙な間違いがみられました。それでも、途中で諦《あきら》めることなく、最後まで意欲的に取り組むことができました。

さらに、一通り読み上げたあと、〈じゃあお話の内容、ちょっと思い出してみようか。今のお話、どんなお話だった?〉と投げかけると、Bちゃんは、「パパのお誕生日会の話!」と、自信をもって答えます。続けて、〈パパのお誕生日って、いつだったっけ?〉と訊《たず》ねると、「一月十一日!」と答えます。その後も、〈そうそう! じゃあ、お誕生日会をしたのはいつだったたっけ?〉「一月十二日!」〈おぉ、すごい! ばっちり聞けてるね! じゃあさぁ、お誕生日会には、何を作ったんだっけ?〉「チョコレートケーキ!」といったように、内容についても、おおむね聞き取れていました。

うまくいく秘訣と工夫

はじめから、一言一句正しく聞き取り、読み上げられているかという視点にばかり注目してしまうと、お子さんの緊張や不安は高まり、のびのびと課題に取り組むことができなくなってしまいます。この点を踏まえながら、指摘は最低限にとどめるようにし、まずはお子さんが興味をもって、楽しく取り組める雰囲気づくりを大切にするとよいでしょう。

そのうえで、お子さんがこの課題に慣れてきたら、少しずつお話の内容を複雑にしたり、文章量を増やしていくとよいでしょう。また、「次はどんなお話で練習してみようかぁ？」「○○くんはどんなお話でやってみたい？」と、お子さんと一緒に、次に取り組むお話の内容を考えてみるのもいいかもしれません。

ディクテーション課題　お話を書き取ろう

対象：小学生以上

文章を読み上げて、書き取ってもらう課題です。聴覚的ワーキングメモリーの訓練だけでなく、書字の練習にもなります。はじめは、一文節ずつ区切って書き取るところから始め、二文節、三文節、一文と、区切りを長くしていきましょう。興味がもてる内容の文（笑い話や不思議な話など）にすると、いっそう飽きずにできるでしょう。

その子にとって、興味のある内容の文章やオチのある面白い文章を選ぶと、楽しんで取り組めます。

課題は、容易なものから、徐々《じょじょ》にレベルを上げたものを、二～三題、十分程度でできる内容にしましょう。毎回少しずつ取り組むと、効果的です。負担が大きすぎると、拒絶反応を強めてしまいますので、やりすぎないことが大切です。

文を書くのが苦手なお子さんも、徐々に長い文を書き取れるようになると、文のリズムや感覚が身についてきたり、文を書くことに抵抗がなくなり、自信にもつながります。

実際のトレーニング風景

小学二年生のUちゃんは、言葉の遅れがあり、二年前トレーニングを開始したときには、会話もあまり成り立たない状態でしたが、最近は会話力はだいぶアップしてきました。現在の課題は、込み入った内容になるとまだ聞き取りが弱いことと、書くことに苦手意識があることです。そんなUちゃんとのディクテーションを取り入れたトレーニングの一例です。

導入

〈Uちゃん、今日も、お話を聞きながら、それを書き取っていく練習をしてみようと思うんだけど〉

「ああ、あれかぁ〜。きょうはこの前よりも短いお話にしてね（笑う）」

〈OK！　OK！（笑い）今日も楽しいお話、用意したから。どんなお話か、楽しみながらやってみてね〉

「はーい！」

〈後ねぇ、きょうはお話を全部聞き終わったあと、もう一つ面白いことをやってみようと思ってるんだよね〉

「え、何？」

〈何でしょう〜？　それは後からのお楽しみ〉

「え〜！　気になるなぁ。早くお話読んで」

課題の文章と実施時の様子

（課題の文章）太郎くんは宝物を見つけました。宝のありかを、これから教えてくれるそうです。まず太郎くんは、キャンプ場から山に向かって歩きました。大きな森があって、そこを抜けると、小さな湖でした。湖を泳いで渡ると、また道がありました。そこを進むと、山のふもとに、ほら穴がありました。中に入ろうとすると、ライオンが入口で昼寝をしていました。太郎くんは、ライオンを起こさないように、そっと尻尾をまたぎました。ほら穴の奥で、太郎くんは、宝の箱を見つけたのです。

慣れてきたこともあり、Uちゃんは、三文節程度であれば、正しく聞き取り、書き進めることができます。「えー、ライオンが寝てるの？ 太郎くんて度胸あるね」など、話の内容にも興味を向けながら取り組みます。書き終えると、

「お楽しみって何？」と、聞いてきます。

〈太郎くんのお話から、宝のありかがわかる地図を作ろうと思うんだけど、どうかな？〉

「地図を作るってこと～？」

〈そうそう〉

「やったー！ 私、地図描いたりするの好きだもん」

〈じゃあ、先生がスタート地点のキャンプ場を描くから、その続きをUちゃん描いてくれる？〉

「うん、わかった！」

それからUちゃんは、夢中になって森や湖やライオンの尻尾を描き込んでくれたのでし

た。出来上がった地図を見ながら、

「この地図を見たら、誰でも宝物見つけられるね」とうれしそうに話していました。

うまくいく秘訣と工夫

ワクワク感を大事にして、お話の展開を楽しみながら取り組めると、苦手な子でもモチベーションが高まります。書き取った内容を、図や絵にするといった工夫を加えると、第五章で取り上げる視覚・空間認知能力の訓練にもなります。

聞き取り練習

対象：全年齢

短いお話を聞いたあと、そのお話の内容について質問に答える課題です。相手の話に注意を向ける力や、その内容を記憶する力、また、その内容を頭の中で要約する力を身につける訓練になります。さらに、読み上げるお話の内容を工夫することで、日常生活のルールや友達とのコミュニケーションの図り方を身につけることにも役立てられます。

例えば、「友達と遊びの約束をする場面」を取り上げた場合、①どこに集合するのか、②何時に集合するのか、③持ち物は何か、といった大事な点を聞き取るためには、「友達と約束をするときには、集合場所や集合時間、持ち物を確認する必要がある」という日常生活の常識やルールについて知っておく必要があります。場面を設定して、聞き取りの練習をする中で、そうした常識や暗黙のルールについても学ぶことができます。

実際のトレーニング風景

Cちゃんは小学二年生。一つのことに注意を維持することが難しく、授業中も、気がつくと、ボーッと外を眺めていたり、自分の世界に入ってしまうようなことがよくあります。以下は、Cちゃんと聞き取り練習を始めて二回目のセッションの様子です。

（課題例）さくらちゃんと、ゆりちゃんは、放課後、一緒に遊ぶ約束をしています。さくらちゃんが、「この前は私のおうちで遊んだから、今日は中央公園で遊びたいなぁ」と言うと、ゆりちゃんは、「うん、いいよ！　そうしよう！　じゃあ、中央公園の噴水前に三時に集合にしよう！」と提案しました。さくらちゃんが、「今日はお砂場遊びがしたいから、スコップとバケツをもって来てね」と言うと、ゆりちゃんは、「うん、わかった！　お砂場遊び、楽しみだね」と、笑顔で答えました。

いきなり全文を聞き取って、質問に答えるのが難しい場合には、あらかじめ質問内容が書かれたワークシートを用意して、渡しておきます。Cちゃんの場合も、最初はその方法をとりました。ワークシートがあることで、お話を聞いた後にどんな質問をされるのかが前もっ

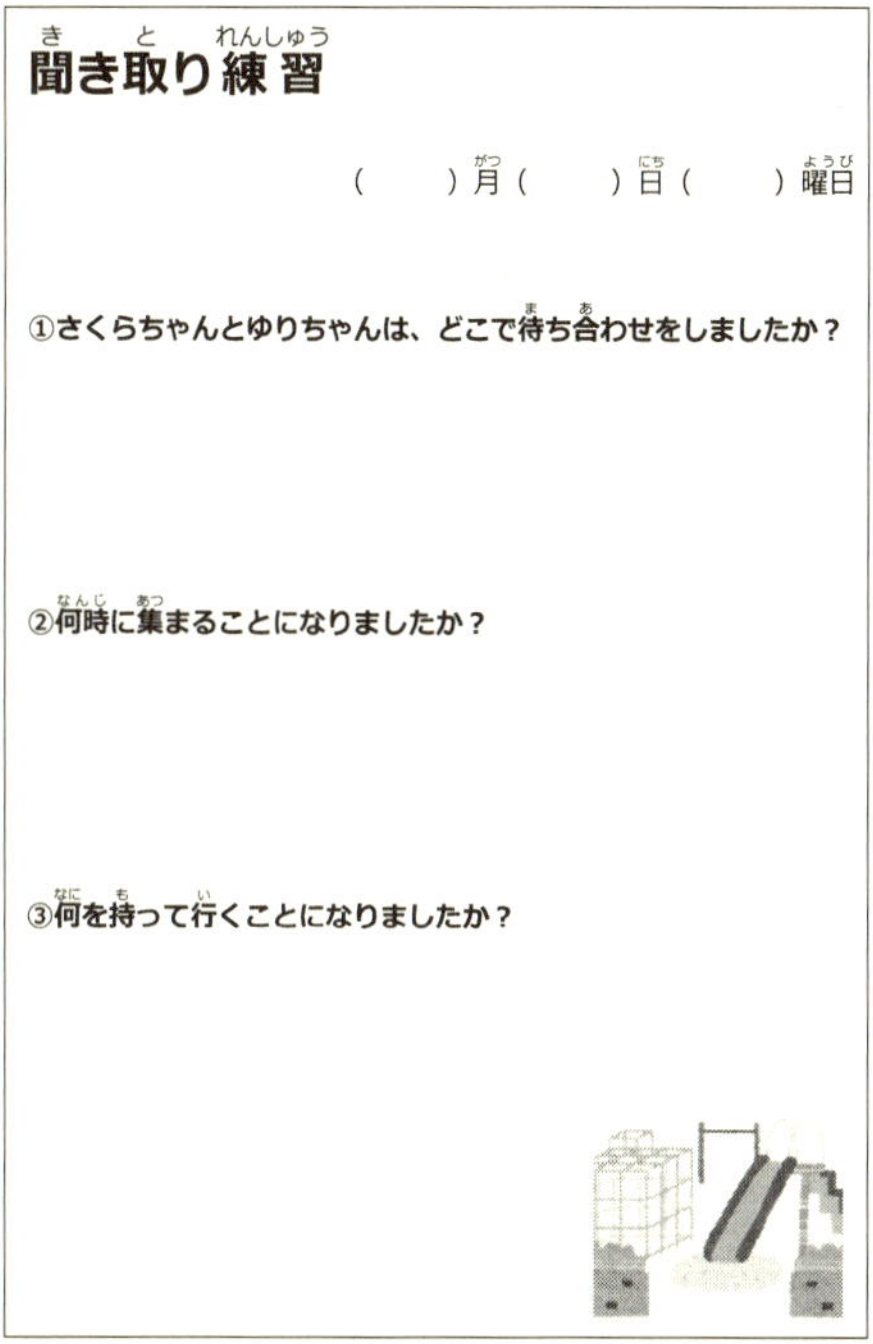
聞《き》き取《と》り練習《れんしゅう》

(　　)月《がつ》(　　)日《にち》(　　)曜日《ようび》

①さくらちゃんとゆりちゃんは、どこで待《ま》ち合《あ》わせをしましたか？

②何時《なんじ》に集《あつ》まることになりましたか？

③何《なに》を持《も》って行《い》くことになりましたか？

聞き取り練習のワークシート

てわかるので、お子さんは気持ちに余裕をもって、課題に臨むことができます。

ただ、その分Cちゃんには、「質問に関係がないところは聞かなくても大丈夫」といった気持ちが生じたようで、ほかの箇所をトレーナーが読み上げている際には、注意がそれやすくなってしまいました。

トレーナーが、〈Cちゃん、油断してると、その間に大事なところが読まれてしまうかもしれないよ〉と声をかけても、「大丈夫、大丈夫〜！」と余裕を見せています。しかし、実際に聞き取らないといけない内容を逃してしまうと、Cちゃんは、「あ……」とばつが悪そうな表情を見せます。そのミスを機に、それからは最後までよく集中して、読み上げられる文章に耳を傾けることができました。

課題に慣れてきたところで、次はワークシートを使わず、いきなりお話を読み上げることにしました。

〈じゃあ、今度はワークシートなしでやってみるよ〉と言うと、Cちゃんは「あぁ、これ苦手なやつ……。お話、全部聞いとかないとダメだから疲れる……」と、表情を曇らせます。

〈さっきの問題も最後まで集中して聞けてたよ。さっきの感じでやれば大丈夫だからね〉と声をかけると、「はーい」と答えます。

実際に課題に取り組んでみると、前回のセッションの際には、ワークシートがないと聞き漏れも生じやすく、誤答も目立ちましたが、今回はほぼすべての質問に正しく答えることができました。

〈Cちゃん、最後まで頑張って集中できたね！　よく聞けてたよ！〉と言うと、「あぁ、疲れた……。長かった……」と、ため息をついていましたが、同時に、「今日は前よりも聞けてたでしょ？」と笑顔も見せたのでした。

うまくいく秘訣と工夫

はじめは短いお話から始めます。課題に慣れてきて、自信がついてきたところで、徐々に長いお話に挑戦していきます。また、初めはワークシートを用いるなどして、あらかじめ、どのようなお話が読み上げられるのか、どのような質問がなされるかを提示しておくとよいでしょう。

この課題は、日常生活のルールを身につけたり、友達とのコミュニケーションの図り方を学ぶことにも活用できます。聞き取り練習を終えたあと、「今日は、お友達との約束についてのお話を聞いたね。お友達と約束するときには、集合場所・集合時間・持ち物を確認しないといけないんだね」と、その内容について、振り返りや確認をすると、定着を図れます。

第4章　言葉やスピーチの課題とトレーニング

この章では、知的能力やコミュニケーションの重要な柱の一つである言語的な能力の発達を助けるトレーニングについてみていきたいと思います。

お子様の状態を把握するために、まずチェックリストに取り組んでみてください。

チェックリスト3　**言葉やスピーチの課題**

（1）挨拶《あいさつ》や必要な日常会話はできますか。

①自分から話ができる　②話しかけられると答えられる　③家族とならできるが、外では話さない　④家族ともできない

（2）発音は明瞭《めいりょう》で、聞き取りやすいですか。

①明瞭で、抑揚も適切である　②やや不明瞭だが、大きな支障はない　③不明瞭で、かなり聞き取りづらいか、抑揚が不自然である　④慣れている人以外には、ほとんど聞き取れない

（3）質問に適切に答えられますか。

①ほぼ的確に答える　②答えるが、ややわかりにくい　③的外れな答えや、無関係な話しか返ってこない　④ほとんど返事がない

（4）言葉で状況を伝えられますか。

①外であったことを、よくわかるように話してくれる

②自分から話してくれるが、内容はやや曖昧《あいまい》である

③聞くと、話してくれるが、状況がよくわからない

④聞いても、ほとんど話してくれない

（5）耳慣れない言葉に関心を示しますか。

①耳慣れない言葉を聞くと、すぐに興味を示し、すぐ自分でも使うようになる
②知らない言葉の意味を尋ねてくるが、自分で使うことは少ない
③知らない言葉にも、あまり関心を示さず、決まりきった言葉で話すことが多い
④言葉で伝えるよりも、動作や相手の体を使って、意図を伝えようとする

（6）人前で話すことができますか。

①学校でも家庭と同様に、自分の意見や考えを発表することができる
②人前でも話すことができるが、何を伝えたいのか、少しわかりにくい
③人前で話せないことはないが、緊張して声が小さくなったり、言葉が滞《とどこお》り、発表を避けようとする
④家族以外の人の前では、ほとんどしゃべらない

言葉の遅れや課題

言語の発達は、運動や社会性の発達と並んで、子どもの発達において一つの大きなテーマと言えるでしょう。一歳〜一歳半では、単語をいくつか言うのがやっとですが、二歳になるころには、二語文を話し始めます。三歳ごろから言葉は急速に発達し始め、自分の欲求や意思を伝えたり、親の言っていることをある程度理解できるようになります。順調にいくと四歳には、話し言葉がほぼ完成し、おおむね使いこなせるようになってきます。

とはいえ、一般的な発達のプロセスが誰にでも当てはまるわけではなく、物理学者のアインシュタインや小説家のフローベールのように、四歳までほとんど言葉を発することなく、その後急速に高度な言葉を使いこなせるようになる子もいます。

最初の発語（初語）が早いからと言って、必ずしも話し言葉の完成が早いとは限りませんし、言葉が遅くても、知能が優れている場合もあります。運動の発達と言葉の発達のペースも、必ずしも一致せず、早く歩けても、言葉がゆっくりということもあります。

その一方で、言葉、運動、社会性といったそれぞれの機能は、独立に発達するのではなく、互いに関連し合っています。

およそ言えることは、話し言葉の発達は、社会性の発達とほぼパラレルだということです。話し言葉が遅い子では、社会性の発達もゆっくりであることが多いのです。逆に言うと、社会性の面での発達が進むと、話し言葉の発達も進みます。したがって、言葉だけを切り離して学ばせるよりも、社会的なかかわり合いや情緒的な交流を豊かにすることに力を注いだ方が有効なことも多いのです。

ときには、一緒に体を動かすといった取り組みによって、言葉が出るようになることもあります。体を動かすことで、脳の成長が促されるだけでなく、一緒に体を使った活動をすることで愛着が深まり、活動を共有する体験がコミュニケーションへの欲求を刺激して、言葉が出始めるのでしょう。

したがって、言葉のトレーニングだからといって、あまりそこに特化しすぎずに、さまざまな要素を盛り込み、脳のいろんな領域や機能を刺激した方がよいのです。言葉の発達を促すだけでなく、他の面での発達にもつながります。このことは、幼いときほど言えることです。

そもそも言葉が出るためには、その前の準備段階として、発声ができ、音を操って言葉にする喉《のど》や舌の発達が培われる必要があります。発声する音を調整することを**構音**と言います。発声や構音がうまくできるためには、口や舌、喉、呼吸器、横隔膜、胸筋や腹筋などの筋肉の機能も発達しなければなりません。そのためには、声を出して遊んだり、笑ったり、食べたり、噛んだり、飲み込んだりといった動作もしっかり行うことが大切です。歯を磨いたり、うがいをしたりということも、よい刺激になります。吹くという動作も、発声と共通するところが大きく、発声が弱いお子さんでは、シャボン玉遊びや笛を吹くことは、格好のトレーニングになります。

始終テレビやＢＧＭが鳴り続けている環境は、子どもにとって、どの音に注意を向ければいいのかわかりにくく、マイナスになる場合もあります。言葉が早い子では、母親や周囲の大人がよくしゃべり、子どもにも語りかけている傾向が見られます。周囲の雑音を減らして、言葉によるコミュニケーションが豊かな環境を心がけるとよいでしょう。

言葉の力のアセスメント

言葉の能力は、受容性言語能力（話し言葉を理解する能力）と表出性言語能力に分けて考えられることが多いと言えます。二つの能力は、使われる脳の領域も異なり、ある程度独立した能力ですが、もちろん共通する部分もあります。通常は、受容性言語能力を土台にして、表出性言語能力が発達していきます。あまり話さない子も、こちらの話は理解しているということも多いわけです。つまり、受容性言語能力＞表出性言語能力ということが多いのです。

ところが、非定型な発達の子では、受容性と表出性の言語の発達のバランスが違う場合があります。自分から難しい話をいくらでもできるのに、相手の簡単な話がすんなり頭に入らないということがあります。注意力やワーキングメモリーの問題によって、こうしたことが起きる場合がありますが、そうした原因が見当たらない場合でも、相手の話を理解するのが自分でしゃべるよりも苦手ということが、少なからずあるのです。アスペルガー症候群と呼ばれるタイプの自閉スペクトラム症のケースでは、しばしばそうしたことがみられます。

言葉の力をアセスメントする場合、受容性と表出性の言語能力が、それぞれどれくらい育っているのかということと、そのバランスはどうなのかという点が大事になります。

まず、身近な会話をしながら、こちらの問いかけを理解し、それに適切に答えられているのかをみていきます。質問に的確に答えられているか、基本的な言い回しや語彙《ごい》を使いこなせるか、質問と関係のない答えや脱線が多くないかといった点に注意を払います。チェックリストの（３）は、受容性の能力を、（４）は、表出性の能力をみるためのものです。また、

(5)は、言葉に対する興味や吸収力をみるためのものです。言葉に興味が高い子どもでは、語彙や表現が優れている傾向があります。

知的発達や全般的発達に比べて言葉の発達に課題がみられる状態を**言語症(障害)**と言います。そのうち、受容性の言語理解に比して、表出性の言語能力が著しく低い状態を、**表出性言語症(障害)**と言います。言葉が遅い子どものうち、多いのはこのタイプです。こちらの話はわかっているけど、自分からはしゃべらないというものです。ある時期が来ると、問題なく話し始めることが多く、それほど心配しなくてもいいですが、愛着形成や社会性(人とのかかわり)の面での発達は大丈夫か、注意しておく必要があります。

それに対して、受容も表出もどちらも落ちているタイプは、**混合性言語症(障害)**と呼ばれ、知的発達や運動面の発達の遅れ、行動面の問題にも結びつきやすいとされます。いっそう注意深い対応が必要です。

また、表出性よりも受容性の方に困難があったり、状況を読み取れなかったりして、話すことはできるけれど、一方通行であったり、その場にふさわしくないコミュニケーションになってしまうのが、**社会的コミュニケーション症(障害)**です。同様の状態は、前述のアスペルガー症候群でもみられます。

発音が不明瞭だったり、抑揚が不自然だったり、言葉がつかえスムーズに話せなかったりといった問題も、頻度の高い問題です。発音が不明瞭で、生活に支障が出ている状態は**音韻《おんいん》障害（語音症とも）**と呼ばれます。言葉がつかえる**吃音症《きつおんしょう》**とならんで、頻度の高いものです。本書では詳しく触れませんが、音韻障害は言語聴覚士による言語訓練が有用ですし、吃音症には、トレーニングやプレイセラピーが有効な場合があります。

別の理由で、言葉がスムーズにしゃべれない場合もあります。緊張のため、人前で話すことが苦手だったり、避けようとしたりするものは、**社交不安障害**と呼ばれますが、緊張しない場面では問題なくしゃべれます。それがさらに強まって固定化したものが**選択性緘黙《かんもく》（場面緘黙）**です。家庭ではよくしゃべるのに、クラスでは一言も話さないというものです。いずれも、プレイセラピーやトレーニングが有効です。

言葉の発達を促す働きかけ

言葉の発達は社会性の発達や、さらにその前提となる愛着形成を土台として進んでいきます。そのことは、言葉の発達を促していくのには、どのような働きかけが効果的かということにも関係しています。例えば、コロラド大学のワイズ博士によって開発され、大阪教育大学名誉教授の竹田契一氏によって日本に導入された「インリアル」と呼ばれるアプローチにおいて重視される方法は、愛着形成を促進する方法と重なる部分が多いのです。

インリアル・アプローチの基本的な技法には、子どもの表情や動作を、そのまま映し返すミラリング、子どもの発した音声をそのまま反響させるモニタリング、子どもの言葉を代わりに言うパラレルトークなどがありますが、それらは愛着形成において重要視される共感的応答にほかならないと言えます。こうした働きかけは、特別な技法というよりも、昔から、どのお母さんもやってきたことです。

①ミラリング（非言語的応答）

子どもの動作や表情を、そのまままね、鏡のように映し返すことです。子どもが笑えば一緒に笑い、手を差し出せば、こちらも手を差し出します。子どもがしていることを一緒にして、子どもの気持ちになって楽しみます。

模倣《もほう》から始まる社会性の発達の原点は、ミラリングにあると言えるでしょう。子どもの方も、相手の表情や動作をまねようとします。このような非言語的な応答をすることは、愛着形成の重要な一歩でもあります。

②モニタリング（音声的応答）

子どもが発する声や片言をそのまままねることです。子どもの声の調子に合わせて、同じ情緒的なトーンでまねることがポイントです。子どもは自分の発した声に、やまびこのように応えてくれることを感じ、相手と響き合う喜びを味わう中で、情緒的チューニングや共感を学んでいきます。

実際、こちらが子どもの声のトーンに合わせていると、子どもも、こちらの声のトーンに合わせて声を発し、意味をなさない音声であっても、気持ちや気分を共有できるようになります。さらにミラリングも同時に行えば、目が合って、笑顔をかわすといった非言語的な交流も生まれ、共感へとさらに一歩近づきます。

子どもとの愛着が安定したお母さんは、反応が豊かで、子どもが何か声を出すと、すぐに応えて声を出し、表情豊かに反応します。

③パラレルトーク

パラレルトークは、一人二役で、子どもが感じること、思うことを代わって言うことです。言葉の発達を促すうえで、非常に重要なステップであり方法です。ミラリングやモニタリングが、動作や表情、声を合わせて応えるという非意味的な応答が中心だったのに対して、パラレルトークは、意味をもったコミュニケーションの原点で、非言語的な応答を言語的な応答へとつなげていく役割を果たします。「ジュース、どうぞ」とジュースを渡し、子どもが飲み始めたら、「おいしいね」と、子どもの感想を代弁するような語りです。

子どもは何もしゃべっていないのですが、世話をしてくれる人のパラレルトークを何度も聞く中で、漠然としていた気持ちや感覚を、意味のある言語として体験し、自分のものにしていくのです。

パラレルトークが不足すると、子どもは自分の気持ちや感覚を理解することも、言葉にして表現することも身につきません。

このパラレルトークがうまくできるためには、子どもの気持ちを子どもの立場に立って汲み取り言葉にすることが必要になります。親自身が共感性や社会性に課題を抱えていると、それがスムーズにできにくいのです。親自身の努力も必要ですが、そうしたことに長《た》けた人にもかかわってもらい、よい刺激を増やすことも一つの有効な方法です。その場合も、愛着が生まれて、子どもはその人とコミュニケーションしようとし、言葉も生まれていくので、不特定多数の人ではなく、同じ人に継続的にサポートしてもらうことが重要です。

④セルフトーク

セルフトークは、親（トレーナー）が、自分の側の視点で話すことです。子どもの気持ちを汲み取り、共感的に応答することが百パーセントを占めればいいというわけではなく、親（トレーナー）の側の事情や気持ちを話して伝えることも、バランスのよい発達のためには必要なのです。「ママ、ちょっとガスを止めてくる」とか「あっ、電話が鳴ってる。待ってて」といった言葉もセルフトークですし、「これ、結構むずかしいな。先生、できるかな」と気持ちを言ったり、「先生も、一緒にやりたいな」と話しかけることもセルフトークだと言えます。

さまざまな場面でそうした言葉を聞くことも、言葉や会話の発達を刺激するだけでなく、自分と他者が異なる事情を抱えた別の存在で、相手がすべて思い通りになるわけではないということを理解したり、相手に事情や気持ちを説明するスキルを学ぶ手本とすることもできるでしょう。

セルフトークが少なすぎるのも問題なわけです。説明もなく行動したり、気持ちを言葉で表現せずに、態度を変えたりすることは、子どもを混乱させ、不安の強い子にしてしまいます。きちんと必要なことを言語化して伝えるという態度が、親やトレーナーには求められます。

しかし、通常の育児では、親側のセルフトークが多すぎることもしばしばです。セルフトークが多すぎる場合は、親の独り言ばかりを聞かされているようなもので、親の気分や都合にばかり支配されて、自分の気持ちを言葉にする力が育ちにくく、愛着や共感性の面で問題を抱えやすくなるでしょう。

子どもが何を言おうとしているのかを汲み取って、言葉にするパラレルトークや次のリフレクティングなどを増やすことが、必要だと言えるでしょう。

⑤リフレクティングとエクスパンション

パラレルトークやセルフトークは、言語的なやりとりとは言え、主にしゃべっているのは親やトレーナーです。しかし、話し手との間に愛着が生まれ、安心感や共感の喜びが育《はぐく》まれてくるにつれて、自分も感じたことや見つけたことを伝えたいという気持ちが湧き上がってきます。

言葉にならず、指で示したり、表情や手振りで伝えようとするかもしれませんが、パラレルトークを繰り返す中で、自分が伝えたいことを表す言葉が次第に定着し、自分からもそれを口にするようになります。最初はちゃんとした言葉でないことの方が多いでしょう。喜びや興奮を、意味のない声を上げることで伝えようとするかもしれません。それでいいのです。伝えようとしている気持ちや驚きを共有し、それをパラレルトークで言語化することを繰り返していくと、意味のない音声は意味のある言語に置き換わっていきます。まず何かを伝えたい、共有したいと思うことが出発点です。

言葉の正しさや正確さにこだわりすぎないことも大事です。伝えようとしていることを受け取り、トレーナーも、その気持ちや驚きを共有すればいいのです。

そして、子どもの発した言葉を、より正確な言い回しにして返すのが、リフレクティングです。間違っているといった指摘はせずに、ただ言い直します。さらに、子どもの言葉に、少し付け足して膨らませるのがエクスパンションです。

例えば、お花に止まっている蝶を見て、「チョウチョ……」とだけ、言葉が出たとします。「チョウチョが止まっているね。羽がきれいだね」と、本人の気持ちに沿って、完全な文にし、表現を少しだけ膨らませればいいのです。それに子どもが、「きれい」とか、言葉を返してくれれば、またそれに合わせて、会話をつなげていくわけです。

⑥モデリング

モデリングは、子どもの関心からそれないようにしつつ、新しい表現や会話の手本を見せることです。「チョウチョは、お花の甘い蜜が好きなんだよ。ハチミツ食べたことある？」といった答えやすい質問を投げかけてみるのもよいでしょう。「食べたことある」という返事が返ってきたら、「どんな味がした？」といった質問をして、会話を広げていきます。

この場合も、大人側の関心が中心になってしまわないように、子どもの関心がきちんとついて来れているか、つねに注意してください。子どもの視点や関心に寄り添い、本人と驚きや喜びを共有することが、何より大切です。

⑦場面設定とロールプレイ

さらに会話力をアップするうえで、強力な方法は、場面を設定して、そこでどんな言い回しが使えるかを一緒に考えることです。こんなときには、こんなふうに言ったらいいというキーフレーズや言い回しを覚えていくわけです。トレーナーが手本となり、実際にやってみせたうえで、ロールプレイで実際に本人もやってみると、身につきやすいと言えます。
このレベルになると、言葉のトレーニングであると同時に、社会的スキルのトレーニングでもあります。社会的スキルについては、後の章で詳しく扱います。

遊びの中から言葉を紡ぐ

前項で述べたような働きかけを行うわけですが、それが効果的になるための格好の舞台が、遊びや一緒に何かをする共同作業です。言葉を教えるというスタンスでは、かえって自然な言葉の発達が生まれにくいのです。遊びや作業といった場を介し、そこにトレーナーがかかわることによって、コミュニケーションが生まれる準備が整い、言葉も育っていきやすくなるのです。

会話がまだ成り立ちにくいお子さんや自発的な発語が乏しいお子さんでは、遊びや体を動かすことを通したトレーニングがいっそう重要ですし、効果的です。そこで行うことを一言でいえば、一緒に何かをする中で言葉を紡《つむ》いでいくということです。先にも述べたように、子どもが関心を向けているものに、一緒に関心を注ぎ、共有された体験を、少しずつ言葉に置き換えていくという作業を積み重ねていくのです。

大変長い時間がかかるように思われるかもしれませんが、熱意あるトレーナーが、そうしたかかわりを丹念に行っていくと、意外なほど短期間に進歩がみられます。こちらの方が驚かされることもたびたびです。

次に紹介するのは、発達心理士のトレーナーが行ったトレーニングの例です。

人形遊びを通した言語トレーニング

対象：幼児～小学生

Nちゃんは小学校三年生。トレーナーと関係性を築くまでは、緊張感も強く、「お人形を使って一緒に遊ぼう」と声をかけても、一人で人形を動かして遊ぶ〝一人遊び〟になりやすいお子さんでした。また、自分の思いやイメージしたことを言葉で表現することも苦手でした。それでも、Nちゃんの世界観を大切にしてトレーナーが寄り添い、Nちゃんが伝えようとしている気持ちを代わりに言語化していく中で、少しずつNちゃん自身の発語もみられるようになってきました。

Nちゃんとお人形を使って、ごっこ遊びを展開したときの様子を、いくつか紹介します。

場面①　赤ちゃんが部屋から逃げ出してしまいました

〈わぁ、大変！　赤ちゃんがお部屋から逃げちゃったよ～〉

「わぁー大変だー！」

〈ほらほら～、赤ちゃん、走ってあっちのお部屋に行っちゃうよ～〉

「わぁー！　待て、待て～！」

〈あぁ、赤ちゃん、滑り台を滑って、下に降りちゃった～！〉

「あー！　降りちゃったー！」

〈この赤ちゃん、すばしっこいよ～。早く捕まえないと～！〉

「待て、待て～！」

場面②　家族全員でかくれんぼ

〈みんなでかくれんぼをして遊ぼう！　じゃあ、まずはうさぎのお姉ちゃんが鬼さんね。みんな、逃げて～〉

「きゃー、逃げろ、逃げろ～！」

〈十秒数えるよー！　1、2、3……（Nちゃんも楽しそうに一緒に数える）〉

〈もういいかい？〉

「もーいいよ！」

〈よし、探すぞ～。みんなどこかなぁ～？〉

（面白そうにクスクス笑う）

〈あれ～、みんなどこに行っちゃったのかなぁ～？〉

〈みんな、隠れるの上手だなぁ～〉

（クスクス笑う）

〈ここかなぁ～？〉

「大変。ここに居たら見つかっちゃうよ……。あっちに隠れよう！」

〈みーつけた！〉

「あー、見つかっちゃったぁ～（笑う）」

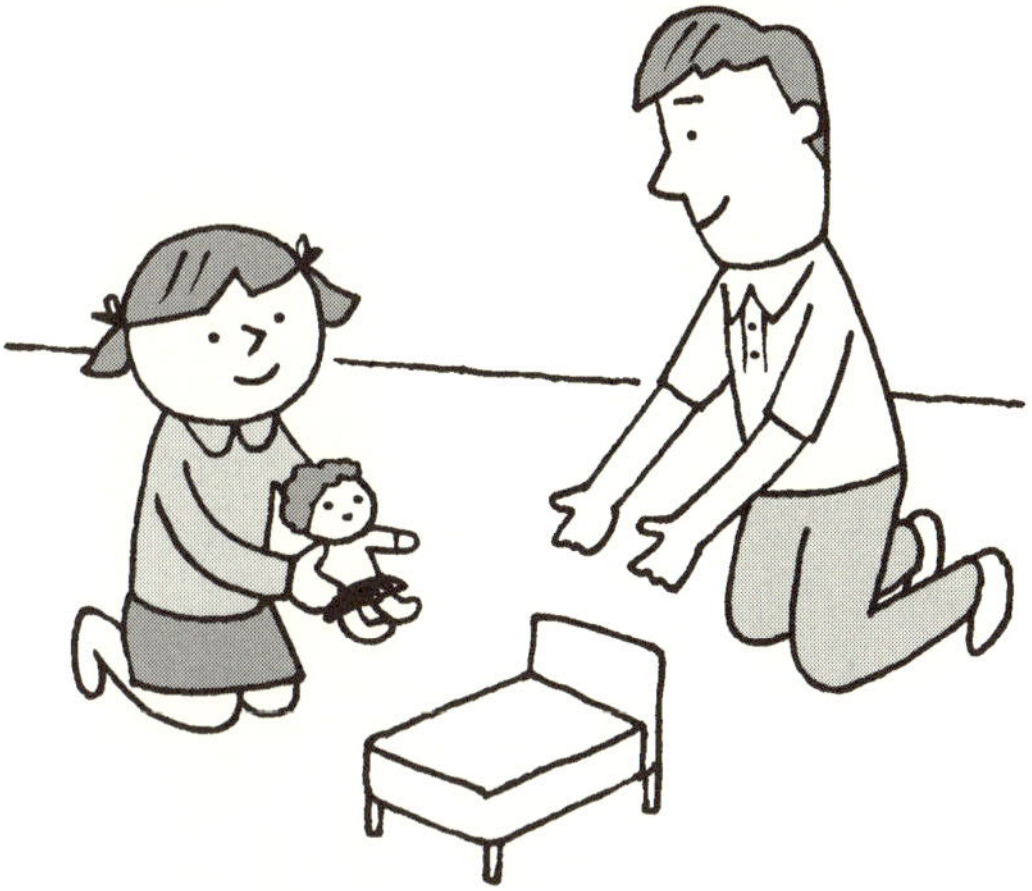

寝ている赤ちゃんを起こさないように遊ぼう！

場面③　寝ている赤ちゃんを起こさないように遊ぼう！

〈そろそろ赤ちゃんはお昼寝の時間です〉

（Nちゃんが、赤ちゃんの人形を手に取り、ベッドに寝かせる）

〈みんな～。赤ちゃん、お昼寝してるから、起こさないように、そーっとお話ししてね〉

「（小さな声で）はーい！」

この後、Nちゃんは、しばらく声のボリュームに気を遣いながら、小さな声でごっこ遊びを展開する。

うまくいく秘訣と工夫

トレーナーがその場面に入り込み、感情や興奮を共有することがとても重要です。学習にしろコミュニケーションにしろ、情動というものがとても重要な役割を果たしています。強い感興を味わうとき、子どもの中に言葉が刻み込まれやすくなるだけでなく、子どもの側からも、表現したいという欲求につき動かされて、言葉が出てきやすくなるのです。

トレーナーが、Nちゃんがわくわくするような場面を作り出し、演じることで、Nちゃんは夢中になって、言葉で応じようとしています。細かいテクニック以上に、子どもと世界を共有するということが、とても大事なのです。

使う人形や場面を変えるよりも、ある程度同じものを使って、連続ドラマのように、トレーニングの度に続きのストーリーが展開してもいいでしょうし、きょうはこんな設定でというように、少し変化を与えてもいいでしょう。そこも子どもさんの好みや特性に応じて、柔軟にやればいいと思います。

語彙や表現力を育てる

言葉の発達は奥が深く、無限に続く長い階段だと言えます。どんなに長い階段も、一段ずつ登るしかありません。その階段を、決して苦しみの階段にする必要はありません。一段一段を楽しみながら登っていくことが、とても大事です。遊びの要素を常に大切にして、楽しみながら学んでいく取り組み方こそが、見違えるような進歩にもつながるのです。

言葉の発達の上では、コミュニケーションと不可分な、話し言葉の発達が基本ですが、非定型な発達のお子さんでは、話し言葉の発達が遅い一方で、文章語や独り言のような、一人語りの能力の方が先に発達を遂げることもあります。それを、「障害」とみる必要はなく、むしろ才能とみた方がいいでしょう。

実際、順番は逆でも、一人語りの力がついてくると、やがて話し言葉の力につながってくるものです。そういうお子さんでは、難しい言葉を使ったり、文章のように整いすぎた言葉を話す傾向がありますが、さらに経験を積んでいくと、より巧みな会話ができるようになっていきます。最終的な到達点は、どちらの方が優れているとも言い難いですし、誰もが同じような発達の経路をたどる必要はないと思います。

言葉の能力が伸びてくるうえで、一つの目安になるのは語彙の獲得です。語彙がどれくらい豊富であるかということは、言語的な能力のよい尺度です。語彙を獲得するためには、新しい言葉に興味をもち、自分もそれをまねようとすることが必要です。

語彙の豊富な子どもは、知らない言葉に対して敏感で、すぐに興味を示します。トレーニングにおいて重要な一つのことは、言葉に対する興味や関心を刺激し、もっと言葉に注意を払ったり、その面白さを感じられるようにすることです。

また、言葉の獲得の基本原理は、模倣《もほう》することです。ほかの人がしゃべっている言い回しを覚えて、それをまねるのが得意な子は、言葉を早く身につけることができます。子どもの脳はまねるのが得意で、まねることでみるみる吸収していくのです。

一人遊びの中で再現したり、覚えたばかりの言葉を使ったりして練習するということも多いでしょう。独り言を言いながら人形などで遊ぶことは、言葉の獲得にとても有効な方法なのです。

それゆえ、言葉の豊かな発達のためには、周囲の大人が豊かな言葉と表現力で、会話を楽しむことが何より大切です。トレーニングでは、特にそうした機会になるように、心がける必要があります。トレーナーはたくさんしゃべりかけ、たくさん会話を交わし、それを楽しむことです。

会話が少ないご家庭では、テレビのドラマやアニメの登場人物のやりとりを聞くことも、大事な学習の機会です。ただし、子どものバランスのよい発達という観点から言うと、モデル（手本）とするのにふさわしい内容のものを選ぶことは大切だと思います。

音の数だけ○を塗ろう

対象：就学前の幼児

ある絵を見て、絵に描かれているモノ（動物や食べ物など）が、何音からできているかを数えるトレーニングです。まだ語彙をあまり習得していない就学前のお子さんに適しています。身の回りにある様々なモノの名前を覚えることや、言葉に関する知識（拗音《ようおん》や促音《そくおん》、長音など）を身につけることにつながります。

実際のトレーニング風景

Kくんは幼稚園の年長さん。意味のある言葉が出始めたのが三歳を過ぎてからと、言葉の遅れが課題の一つとして挙げられていました。Kくんとは、約一年半、月に一〜二回の頻度で、セッションを続けてきました。セッションを始めたころは、トレーナーが言っていることを理解することが難しく、コミュニケーションを円滑に図ることもできずにいました。しかし、徐々に語彙数も伸び、最近では、コミュニケーションもかなりスムーズに図れるようになってきました。

以下に、Kくんとのセッション時に見られたやりとりを紹介します。

導入と実施時の様子

トレーナーが、動物などの絵がたくさん載ったワークシートを提示しながら、〈ここにいろんな絵が描いてあるよね。この絵の動物が何文字の言葉か、数えてほしいんだよね。それでね、その数の分だけ、ここの○に色を塗ってほしいの〉と、一連の流れを説明すると、Kくんは「了解しました！　がんばります！」と言い、張り切った表情を見せます。

しかし実際に始めると、Kくんは提示された○すべてに色を塗ろうとしてしまいました。

そこで、〈Kくん、まずこの絵、見てね。これは何の絵？〉と、ネコの絵を指さしながら訊ねると、Kくんは「ネコ！」と答えます。続けて、〈ネコって何文字かなぁ？〉と訊ねると、Kくんは「ネコ」と声に出しながら、指を折って数えます。その結果、「二文字！」と正しく答えることができました。そこで、〈そうそう。二文字だよね。だからね、ここに描いてある五つの○のうち、二つだけに色を塗ってほしいんだよね〉と言いながら、トレーナーが見本として二つの○に色を塗って見せると、Ｋくんは「わかりました！」と言い、早速、次の問題に取りかかります。


〈じゃあＫくん、これは何の絵？〉

「コアラ！」

〈そうだね。コアラだね〉

「動物園？」

〈そうそう。コアラさんは動物園にいるねぇ。Ｋくん、コアラさん、見たことある？〉

「うーん、わかんない！」

〈わかんないかぁ〜。コアラさん、ちょっと珍しいもんねぇ〉

「（自分の服を指さしながら）見て！　僕の服、コアラさん！」

〈わぁ、ほんとだぁ！　Ｋくんのお洋服、コアラさん描いてある〜！〉

「可愛いでしょ？」

〈うん、すごい可愛い！〉

（笑う）

〈じゃあKくん、〝コアラ〟って何文字？〉

「（指を折って数えたのち）三文字！」

〈そうだね。三文字だね。っていうことは、どうしたらいいかなぁ？〉

（三つの○に色を塗る）

〈おぉ、Kくん、ばっちり！　それでいいよ！〉

うまくいく秘訣と工夫

まずは身の回りによくある、お子さんに馴染《なじ》みのある言葉から始めてみるとよいでしょう。お子さんが音の数え方に慣れてきたところで、拗音（「じゃぐち」など）や促音（「マッチ」など）、長音（「スカート」など）といった、複雑な言葉に挑戦してみます。拗音や促音、長音は苦戦することも多いかと思います。そのときは、例えば、「じ・ゃ・ぐ・ち」と、区切ってはっきりと発音しながら、文字数を手で叩いたりしてみるとよいでしょう。また、その言葉に関すること（例えば、『いぬ』であれば、〈いぬって、どんな鳴き方するかなぁ？〉など）を話し合ったりする中で、コミュニケーションを図る練習にもなります。

言葉を比べよう

対象：幼児～小学生

言葉に対する関心や感性を高めるセッションの一例です。「たな」と「たね」、「ゆみ」と「ゆめ」といったように、似た音を含む二つの言葉（単語）を聞き比べて、それが同じ音か、違う音かを判断します。聞いて判断するだけでなく、実際にお子さんに聞こえた通りに発音してもらうことで、発語の訓練にもなります。

音を正しく聞き取ることが苦手、または発音に不明瞭さがみられるお子さんの場合、正しく聞き取れたか、正しく発音できたかといったことを意識しすぎず、まずは言葉に慣れることを目的に、遊びの要素を入れながら、楽しく行うことを大切にするとよいでしょう。

しりとり遊びや、仲間の言葉（食べ物の名前とか、乗り物の名前、地名や人名、動作や気持ちを表す言葉、反対言葉など）を言い合う遊びも、語彙を増やし、言葉への関心を高めるのに役立ちます。

状況をわかりやすく伝えるトレーニング

言葉は単語を知っているだけでは使い物になりません。カタコトの言葉の段階から、使える言葉の段階に進んでいくうえで、一つの目安となるのは、状況をどれくらい相手に伝えられるかということです。

自分が経験したことや事実を、相手にわかるように説明するトレーニングは、言語能力を鍛えるよい訓練になるだけでなく、コミュニケーション能力を高めるのにも役立ちます。その場にいなかった人や、その経験をしていない人にも、その状況を理解してもらうためには、相手がイメージしやすいように説明することが求められるので、「他者視点」を習得する訓練にもなります。

お話名人になる!

対象：小学生〜中学生

話を組み立てるうえで、ポイントになる5W1H（いつ・どこで・誰が・何を・なぜ・どのように）を意識しながら、話してもらうトレーニングです。表出的な言語能力やスピーチ能力を高めるのにも役立ちます。

進め方のポイント

相手にわかるように説明するためには、どんなことを念頭に置きながら話す必要があるのか、まず、その骨組みになること（いつ・どこで・誰が・何を・なぜ・どのように）を確認することから始めます。実際にトレーニングを進めていると、話したいことはあるのに、何から話せばよいのかがわからず、なかなかひと言目が出て来ないということがよくあります。そういった場合、こうした枠組み（ヒント）を与えられることで、見通しがもて、安心して話し始めることができるようになります。

また、例えば「いつ（時）」を表す言葉として、どのようなものがあるのかがわからず、困ってしまうようなお子さんもいます。そういった場合には、まず、時を表す言葉にどのようなものがあるのか（○月○日・曜日・昨日・今日など）を一緒に確認するところから始めるとよいでしょう。実際にカレンダーを見ながら確認することで、時間感覚や曜日感覚を身につけやすくなります。

実際のトレーニング風景

Ｊくんは小学校一年生。言葉の発達がゆっくりで、意味のある言葉を話し始めたのは三歳を過ぎてからでした。幼稚園入園後も、言語によるコミュニケーションが苦手で、友達とも積極的に関わることがなかなかできないでいました。

Ｊくんとは、約一年間、月に二〜三回の頻度で、トレーニングを続けてきました。始めたころは、言葉の発音にも不明瞭さがみられましたが、少しずつ発音も明瞭になり、言葉のやりとりもスムーズにできるようになってきました。

小学校入学後、Ｊくんは、自分から友達に話しかけたり、遊びに誘うなど、友達関係に広がりや積極性がみられるようになりました。それでも、うまくまとめて話すことや、相手にわかるように具体的に話すことには苦手さがあります。伝えたいことを的確に言葉にまとめて話せるようになることが、今後の課題です。

次の場面は、そんなＪくんとのトレーニングでのやり取りの一例です。

導　入

〈Ｊくん、今日は、お話名人になるためのお勉強をするよ〉

「お話名人～？　何、それ～？」

〈何だろうね。例えばね、Ｊくんはチョコレートがほしいと思っていることにしようか〉

「うん」

〈それで、お母さんにそのことをお願いするの。そのとき、〃ねぇねぇ、お母さん！　ほしい！〃って言ったら、どうかなぁ～？〉

「（突っ込みを入れるように）〝ほしい！〟って何がほしいんやぁ～」

〈そうそう！　そうよね。ただ、〝ほしい〟って言うだけだと、何がほしいのか、お母さんにはわからないよね〉

「うん」

〈今日はね、相手にもよく伝わるように、上手にお話をする練習をしてみるよ〉

「それがお話名人？」

〈そうそう！　それがお話名人！〉

「おぉ～！」（笑う）

ポイントの説明と練習

まず、【いつ・どこで・誰が・何を・なぜ・どのように】という六つのポイントについて、具体例を交えながら説明します。その際に、〈お話名人になるための六つのポイント〉など、提示の仕方を工夫することで、やる気を高めます。お子さんの理解が深まったところで、実際にお子さんが経験した出来事について話してもらいます。

「昨日、僕はピアノ教室で、『ジングルベル』と『よろこびの歌』を弾きました。緊張しました」

〈Jくん、六つのポイントのことを思い浮かべながら、上手にお話しできたねぇ〜！〉

〈緊張したって、ちゃんと自分の気持ちも伝えられたし、ばっちりばっちり！〉

「うん！　ちゃんと話せた〜！」（笑顔）

「僕、お話名人やぁ〜！」

〈これからも、誰かに何かを伝えるときは、今日やった六つのポイントを思い出しながらお話ししてね〉

「うん、うん！」

うまくいく秘訣と工夫

初めは短く、簡潔に伝えることを目標に始めます。話すことに慣れてきたところで、「○○くんのお話を聞いていたら、そのことについて、すごく興味が出てきたなぁ。もうちょっと詳しく、お話聞かせてくれない？」と、投げかけて、掘り下げたり広げていきます。そのうえで、もう一度話をしてもらいます。こうした投げかけ（要望）は、「自分の話に興味をもってもらえた」という自信や喜びにもつながります。

絵カードや写真を見ながら話す

対象：全年齢

言語表現が苦手だったり、会話が続きにくいお子さんを対象に、絵カードや写真を見ながら、会話を交わすことで、表現力や会話力を高めるトレーニングです。

話すのが苦手な子どもさんにとっては、話の材料になるものがあった方が話しやすくなります。また、場面や状況を読み取ったり、想像したりする訓練にもなるので、言葉だけでなく社会性のトレーニングにもなります。

進め方のポイント

ＳＳＴ（ソーシャルスキルトレーニング）用の絵カードを用いてもいいですし、絵や写真、映画のカットなどを使うこともできます。切り抜きやコピーしたものを、トレーニング用にクリアファイルなどに入れて、一冊のファイルとしてまとめておくことをお勧めします。ただし、使うときは、一枚だけを取り出して、他のものに目移りしないようにします。次々といろんな絵や写真を見せるのではなく、一枚の絵や写真をじっくり見ながら話すことが大切です。

◆おもちゃの取り合い場面

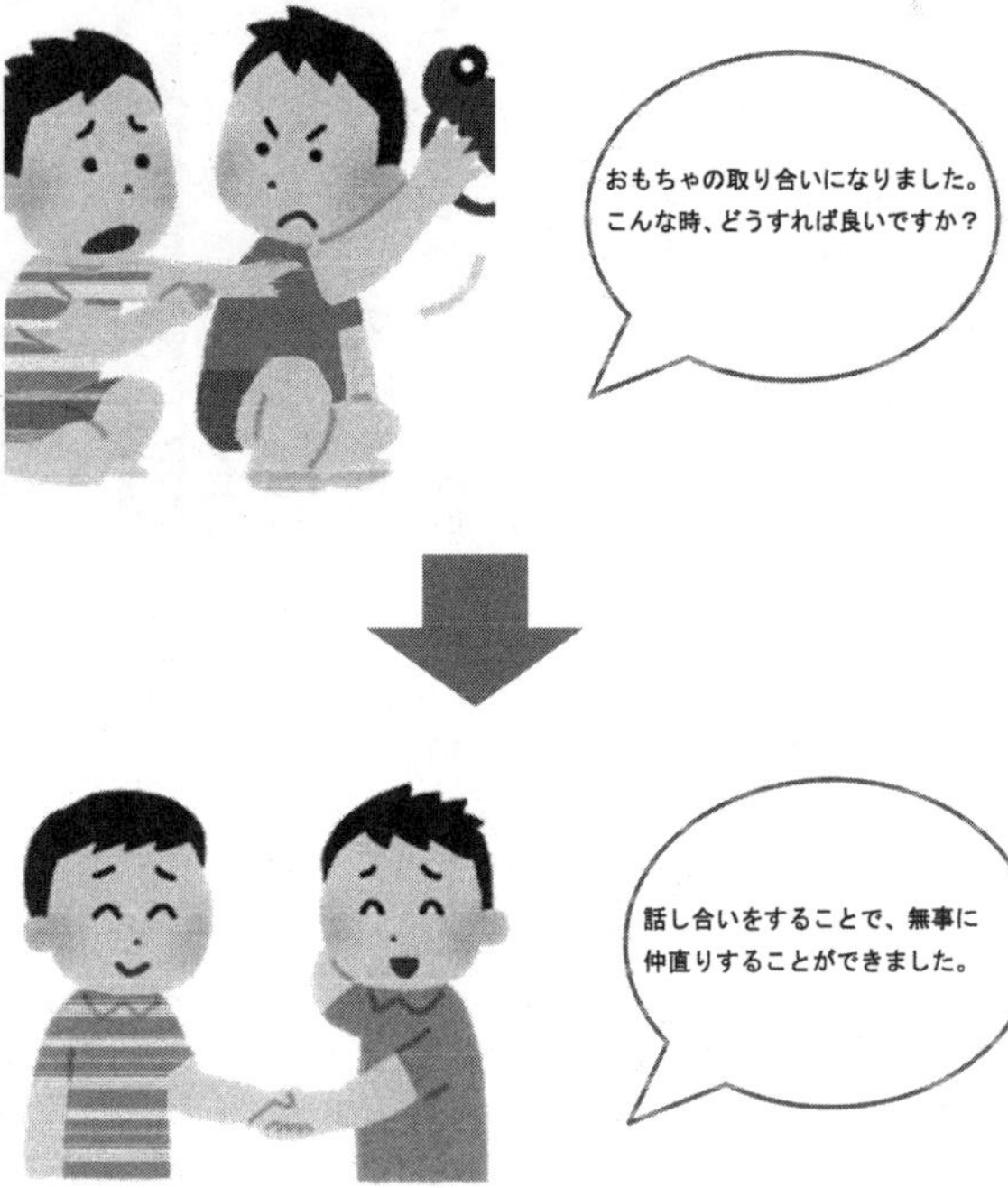
おもちゃの取り合いになりました。
こんな時、どうすれば良いですか？
話し合いをすることで、無事に
仲直りすることができました。

絵カードの例

まずお子さんから自発的な反応が出るのを待ってください。自発的なコメントがなかなか出ないときには、「これは、何をしているところかな？」とか「何が起きているのかな？」といった漠然とした質問を投げかけ、少しずつ言葉を引き出しながら、それに絡めて、話を広げていきます。

全体を見ても反応が出にくいときは、部分ごとに注目して、質問をするといいでしょう。どこから話していいかわからない場合には、５Ｗ１Ｈに沿って話してもらうと、話しやすいでしょう。

実際のトレーニング風景

ケース１

Ｎくんは、小学校二年生。吃音があり、特にサ行が詰まりやすいです。そうした症状は、この半年ほどのトレーニングで目立たなくなりましたが、まだ説明が苦手で、話が伝わりづらいところがあります。

〈Ｎくん、この絵、見てね〉

「うん」

〈今日はね、この絵が今、どんな状況かを説明する練習をしてみるよ〉

「え、わからない……。怒ってるの……？　ケンカ中……？　あぁ、わからない……（困った様子）」

〈そうよね。絵、見ても、いきなりだと、何から話せばいいかわからなくて、ちょっと困っちゃうよね〉

「うん」

〈こういうときにね、〝これを伝えれば、相手にばっちり伝わるよ〟っていう大事なポイントが全部で六つあるんだよね〉

「ふーん」

〈じゃあ、今からその六つのポイントを確認してみるね〉

【いつ・どこで・誰が・何を・なぜ・どのように】の六つのキーワードについて、具体例を挙げながら説明します。

〈じゃあ、もう一回、この絵、見てみるね。まず一つ目のポイント。これ、いつの話だろう？〉

「えー、いつ……？」

〈これ、授業中かなぁ？　給食時間かなぁ？〉

「違う、違う！　Ｎ、わかった！　休み時間だ！」

〈そうそう。休み時間だね。Ｎくん、何で休み時間って思った？〉

「だって、ボールもってるもん！」

〈そうだね。ボールで遊ぼうとしてるところみたいだね〉

「うん」

〈じゃあ次、二つ目のポイントね。これ、誰のお話？〉

「サトシくんとマサキくん！」

〈そうそう。サトシくんとマサキくんが描いてあるもんね〉

〈じゃあ三つ目。これはどこで起こってること？〉

「学校の運動場！」

〈そうそう。ばっちり！　運動場だね〉

「うん！（だんだん調子が上がり、表情にゆとりがみられるようになっていく）」

〈じゃあ四つ目。これ、今、何をしてるところかなぁ？〉

「ケンカしてる！」

〈そうだね。ケンカしてるね。じゃあ五つ目ね。これ、今、どうしてケンカしてるかなぁ？〉

「（少し考えたのち）ボールが当たって、ケンカしてるんだね！」

〈そうそう、そうだね。じゃあボールは誰に当たったの？〉

「サトシくん！」

〈そうそう！　Nくん、何でサトシくんにボールが当たったってわかった？〉

「だって、サトシくんの頭にタンコブできてるもん！」

〈おぉ、そうだね！　よく見つけられたね。じゃあ最後。六つ目のキーワードね。この状況に対して、今、サトシくんとマサキくんはどんなことを思ってるのかなぁ？〉

「サトシくんはボールを当てられたから、〝痛いじゃん！〟って思ってる。マサキくんは〝ぼーっとしてる方が悪いんだよ！〟って思ってる」

〈おぉ、すごいすごい！　そうだよね。サトシくんはボールを当てられたことに対して怒ってるし、マサキくんは、サトシくんがぼーっとしてることに対して怒ってるよね〉

「うん」

〈今ね、六つのことを順番にお話ししてくれたけど、こうやって一つずつ丁寧にお話しできたら、この絵の状況をわかりやすく相手に伝えることができるね〉

「うん」

ケース2

Y君は、中学二年生ですが、小さいころから言葉の遅れがあり、二年前にトレーニングを希望して来られた時点でも自発的な発語がほとんどなく、「あー」とか「おー」といった返事をするのがやっとの状態でした。会話もまったく成立せず、座っていても、すぐだらしない格好になってしまいます。

最初はトレーニングへの関心も薄く、遅々とした歩みでしたが、トレーナーに愛着と安心感をもつようになってから次第に改善がみられ、トレーニングに取り組めるようになっています。

そんなY君とのカードを用いたトレーニングの一コマです。

〈この絵はどんな場面かな?〉という質問が難しかったようなので、〈この子たちは、今何をしているのかな〉とトレーナーが言い換えて訊ねます。

しかし、Y君は、どの絵を見ても、「わからん」と言うばかり。全体的な状況を把握して答えるのが難しいと気づいたトレーナーは、全体ではなく、一部分にだけ注意を向け、〈この子は何をしているのかな〉とか〈何で困っているのかな〉というように、限定したことについて質問すると、「○○している」とか「嫌なことをされた」とか、答えることができます。

そうしたやりとりをしたうえで、トレーナーがどんな場面かを説明すると、Y君が「へぇー」と興味を示しました。

そこで、トレーナーは、〈この子は、いまどんな気持ちだと思う?〉と訊ねると、「わからん」という返事です。〈じゃあ、Y君が、こういうことされたら、どんな気持ちかな〉と聞くと、「嫌だと思う」と答えることができました。

プレゼントを断っている場面の絵に関連して、〈プレゼントをもらったこと、ある?〉と訊ねると、「ある」と答え、バレンタインデーにプレゼントをもらったという意外なエピソードを話してくれたのです。

〈なんて言って受け取るの?〉と訊ねると、「『別にいらないのに』と言った」という答えです。

〈相手の子、がっかりしたかもよ〉とコメントすると、「だって、別にほしくないもの」と譲りませんが、まんざらでもない様子です。

相手の視点で考えるのが苦手という課題はあるものの、会話が少しずつ成り立つようになってきています。

お題でスピーチ

対象：全年齢

あるお題に従って、自分が経験したことや考え、気持ちを自由に話すトレーニングです。人前で発表する機会が多い子どもたちにとって、スピーチ力を上げることは、自信につながります。言葉や能動的コミュニケーション能力だけでなく、後の章で述べるように、プランニングや統合能力の優れた訓練にもなります。

進め方のポイント

難しい内容をお題にするのではなく、その子自身が好きなことや関心をもっているようなことをお題にするとよいでしょう。また、例えば、「1が出たときは、最近うれしかったこと」「2が出たときは、最近驚いたこと」といったように、サイコロを使って取り組むと、「次は何が出るかなぁ？」といったワクワク感やドキドキ感を交えながら、楽しんで取り組むことができます。

実際のトレーニング風景

次に挙げる事例は、言葉の発達に遅れがみられるUくんとの、二か月程たったころのトレーニングでの様子です。

〈Uくん、今日はお話の練習から始めるよ！〉
「え、何のこと、お話しするの？」
〈このサイコロを使って、お話しするよ。1が出たら、最近、Uくんが楽しかったことをお話ししてね。2が出たら、最近、Uくんが悲しかったことをお話ししてね〉

1～6まで、すべてのお題を伝えます。また、伝えた内容については、ホワイトボードにも書いておき、お子さんがその内容をいつでも確認できるようにしておきます。

スピーチする際に気をつけることも合わせて確認すると、「話し方」を身につけることにもつながります。

〈みんなの前でお話しするときは、どんなことに気をつけたらいいかなぁ？〉

「大きな声で話す！　あとは……（少し考える）。フラフラしないで話す！」

〈そうそう。聞いている人に聞こえるように、大きな声でね。あと、ピシッと格好よく、いい姿勢でね！〉

「うん、わかった！　よ〜し！　じゃあ、サイコロ投げるぞ〜！（サイコロを投げる）」

「おぉ、１やぁ〜」

〈1かぁ〜。1ってことは、最近楽しかったことだね。Uくんが最近、楽しかったことは何かなぁ〜？〉

「えーっと……（少し考える）。よし、わかった！　話すよ！」

〈うん。どうぞ！〉

「僕が最近、楽しかったことは、今日、電車に乗ったことです」

〈おぉ、そうかぁ。今日、電車に乗ったことが楽しかったんだね〉

「うん！」

〈そうか、そうかぁ。それはよかったね！　Uくん、先生に聞こえる声の大きさで、上手にお話しできたね。姿勢もピーンって伸びてて、格好よかったよ。ばっちり！〉

「やったー！」

うまくいく秘訣と工夫

練習を始めてまもないころは、細かい文法や語法にはあまりこだわらず、お子さんが楽しく、自由に話せる雰囲気づくりを大切にします。お子さんが話すことに慣れてきたら、例えば、「あるお題に従って一分間スピーチする」といったように、時間設定を設けたり、お子さんが話してくれた内容について、質問を投げかけるなどのやりとりを加えたりします。

作文練習

対象：小学生〜中学生

前述の課題と同じように自分が経験したことや事実を、相手にわかるように説明するトレーニングですが、今度は文章を書いてもらいます。何について作文を書くのか、まず話題（テーマ）を考えることから始めます。内容を膨らませたり、文章の構成を考えたりすることで、国語力だけでなく、プランニングや統合的な能力を鍛えることができます。

進め方のポイント

文章を書くことに苦手意識をおもちのお子さんの場合、まずその苦手意識の背景に何が隠れているのかを掴むことが大切です。

話題の選択に困り、なかなか文章を書き出せないお子さんもいますし、書く話題は決まっているのですが、何から書き始めればよいのかわからず、困ってしまうお子さんもいます。文法や語法（言葉の使い方）につまずきを抱えているお子さんもいます。こうした苦手を把握したうえで、まずは短い文章を書くことから始めてみるとよいでしょう。

実際のトレーニング風景

Fちゃんは中学校二年生。小学校時代より学習面全般につまずきがみられ、Fちゃん自身も、「勉強嫌い」「やってもわからない」と、苦手意識を強くもっています。言語面に関しては、自分の考えたことや感じたことを表現することに困難さがみられます。

Fちゃんとは、約一年八か月、月に三～四回の頻度で、約七十回、セッションを続けてきました。セッションを始めたころは、課題を見るなり、「わからへん！」「無理！」と、抵抗や諦めを示すことも多かったのですが、少しずつ力を伸ばしていく中で自信を身につけ、課題にも根気強く向き合えるようになってきています。

トレーナーが〈今日も作文の練習しようかぁ〉と言うと、Fちゃんは「あー、作文かぁ。苦手なやつやぁ……。今日は何について書くん?」と、苦笑いを見せます。

そこで、〈Fちゃん、作文書くとき、どんなところが〝難しいなぁ……〟って感じるかなぁ?〉と訊ねてみると、Fちゃんは「何書けばいいかわからへんっていうのもあるけど、もし書くことが決まったとしても、続かへんねん。一文書いたら、〝はい、おしまい!〟みたいな……。どうやって文章続けていくのか、よくわからん」という答えでした。

Fちゃんが感じている苦手意識や困り感を共有したうえで、まず初めに、接続詞の使い方について確認し、問題に取り組むことにします。

例　「今日は雨が降っている。（　　　　）、遠足は延期にならなかった」
　　「今日は学校は休みです。（　　　　）、日曜日だからです」

「私は昨日から何も食べていない。（　　　　）、お腹が減っている」

このように、二文を読んで、（　　　　）に当てはまる適切な接続詞をＦちゃんに考えてもらいます。

問題を提示すると、Ｆちゃんは、「あぁ、全然わからん……。文と文をくっつけるの、難しい……」と言います。そこで一つずつ、接続詞の用法（逆接、理由など）を伝えたうえで、一問一問、二つの文章の前後関係を一緒に確認していきました。

丁寧に取り組んでいくと、Ｆちゃんの理解も深まり、「これって、文法問題って思うから難しいんやんな。普通にこういう言葉使って、話してるよな！」と、大事なことに気づくことができました。これに対してトレーナーが、〈そうそう。Ｆちゃん、日常生活の中で、接続詞っていっぱい使ってるよ。さっきも、〝夜、早く寝ないとって思う。けど、寝られへん〟って、言ってくれてたよね〉と、セッション冒頭でＦちゃんが話していた内容を取り上げると、「あ、ほんまや！」と、さらに気付きが深まります。

いくつか練習問題に取り組み、理解が深まったところで、〈じゃあ、〝でも〟〝なぜなら〟〝だから〟を使って、作文を書いてみようか〉と投げかけると、Ｆちゃんは「わかった！」と応え、特に悩むことなく、以下の文章をスラスラと書き上げることができました。

「昨日、食べ放題に行きました。でも、足りませんでした。なぜなら、あまりおいしくなかったからです。だから、コンビニで焼きそばとエビピラフを買いました」

Fちゃんが書いた文章を読みながら、〈上手にまとめられたやん！　いい感じ！〉と言うと、Fちゃん自身も「何か難しく考えるからよくわからへんかったんかも。けっこう思ってたより、スラスラ書けたわ！」と、うれしそうな表情を見せます。

その後、練習を繰り返す中で、学んだ内容が定着してきているようです。以前は一つのテーマに一文を書くことにも、かなり苦戦していましたが、最近では接続詞を用いながら、文章をつなげ、内容を深めていくことができるようになっています。

うまくいく秘訣と工夫

初めから完璧な文章を書こうとするのではなく、まずはお子さん自身が書きたいと思ったことを、自由に、のびのびと書くことから始めるとよいでしょう。そのとき、お子さんが書いた文章に対して、「わかりやすい文章が書けたね」「この表現、素敵だね」と、肯定的な評価や感想を述べてあげるようにします。お子さんが文章を書くことに慣れてきたら、例えば、「じゃあ今度は○文で書いてみようか」「この部分、もう少し詳しく書いてみようか」と、少しずつレベルアップを図っていきます。

場面緘黙の子のトレーニング

おうちでは普通にしゃべっているのに、学校や人前では一言もしゃべらない状態は、「場面緘黙《かんもく》」とか「選択性緘黙」と呼ばれ、結構頻度の高い問題です。

しゃべらなくても、友達と遊べることも多いのですが、学年が上がるにつれて、周囲からおいていかれがちになり、内向的な性格が強まったり、自分に自信のないことになりやすいと言えます。

ベースに自閉的な発達の問題がある場合もありますが、そうした問題はなく、不安や緊張が強いということが影響しているケースも多いと言えます。

場面緘黙は、放置しているだけでは、なかなか改善しません。

とはいえ、場面緘黙の子では、いきなり話すことを改善目標に掲げすぎると、それが強いプレッシャーになり、トレーニングが苦痛になってしまいます。まずは、一緒に楽しんで遊ぶということを大事にした方がよいでしょう。関係ができてきた段階で、本人の気持ちも聞いて、言葉を発する練習をしてみたいということになれば、言葉を発するトレーニングにも取り組んでいきます。

いったん言葉が出るようになると、社会性のトレーニングなど、幅広いトレーニングをしたり、カウンセリング的に本人から困っていることや学校、家庭の状況などを話してもらうことで、気持ちを整理したり、自己表現力を高めていきます。

実際の事例より

ケース1

Eちゃんは、小学三年生の女の子。最初は表情も硬く、涙目であり、体が硬直するくらい緊張していました。そこで、初めから無理に声を出す練習はせず、パラレルトークを用いたり、身振り手振りといった非言語的コミュニケーションを活用して、やりとりを行いました。その一方で、時間になっても退室しようとせず、次の遊び道具をもってきたり、したい遊びを先にしようとするなど、本人なりの主張もみられました。

遊びの中で、紙を手の甲に置いて、お互いの紙を吹き飛ばすゲームを通して、息を吐く練習や、作成した糸電話で遊んだり、ホイッスル・ラッパを吹くなど、無理のない範囲で音を出すことも試みました。

〈全部ラッパ鳴らせたね。頑張ったね〉と声をかけると、自分でも満足げな様子でした。

自ら質問に答えていく〈ＳＳＴすごろく〉に興味を示し、自分から遊びたいと選びました。トレーナーは、Ｅちゃんが好きなウサギのパペットを使ってＥちゃんに声をかけ、Ｅちゃんが質問に答えるときには、パペットを使ってスキンシップをとりながら応援しました。無理はせず、パラレルトークで代わりに答えたり、ときには本人の答えを待ったりしました。口元が動き、頑張ろうとする様子もみられますが、話そうとすると涙を浮かべるので、〈頑張ったね〉と頭を撫《な》で、安心感を優先しました。

人形を使ったごっこ遊びを好み、人形をトレーナーに渡して、自分はままごとセットの前に立って料理を振る舞ってくれます。その中で、トレーナーは何役かをこなし、Ｅちゃんを笑わすようにやりとりをしていると、口を膨らまし、笑いをこらえる様子がみられました。

他にも、手をつなぐ運動や体を使った遊びを行うとき、笑いを我慢する表情もみられるようになりました。徐々に表情が柔らかくなるのを感じました。

〈SSTすごろく〉を行った際、【おはようと挨拶しよう】の所に止まると、トレーナーが見本を見せ、〈ちょっと出してみる？　おーって〉と言うと、うなずき、口を開けて、「おー」と息を吐き出した。初めて、声を出した瞬間でした。

〈頑張ったね！　もう少しやってみる？〉

Eちゃんもやれそうだと、うなずきます。いつもは涙ぐみ首を振りますが、そのときは練習を続けようとしました。そしてア行から順番に声を出しました。「あー」「いー」などと言うことができると、自分でうれしそうに表情をほころばせ、少しずつ声を出していきました。

よく頑張ったねと頭を撫で、手を一緒に握りながら声を出しました。それから何度も自分から〈すごろく〉をしようとし、「ありがとう」と答える所で、トレーナーが目をそらした瞬間、「ありがとう」と小さな声がしました。

〈言えたね〉と言うと、「あ」「り」「が」と一語ずつ息を吐くように声を出します。

〈もっと大きな声、出るかな？　隣の部屋の声がでかいから負けてるよ〉と言うと、Eちゃんは笑いをこらえ、大きく「あー」と声を出しました。

〈頑張った。できたできた。もっといけるんじゃない？〉と言うと、Eちゃんも笑いをこらえ、何度か繰り返しました。

〈すごい。離れても、よく聞こえるよ。頑張ったね〉

それから、Eちゃんはトレーナーに続いて、どんどん声を出しました。

〈おはよう〉「おはよう」

〈好きな食べ物は〉「ハンバーグ」

〈好きな色は〉「あか」

〈好きなアニメは〉「ドラえもん」など質問にも答えます。

〈すごーい!!〉頭を撫でて、ハイタッチすると、Eちゃんもうれしそうな安心したような表情を浮かべていました。

ケース2

Bちゃんは小学校五年生。乳幼児期は特に発達面で気になる点はみられず、どちらかと言うと、「育てやすい子」でした。Bちゃんは五年生に進級する時に転校を経験したのですが、転校先のクラスになかなか馴染《なじ》むことができず、それ以来、家族以外の人とは一切話すことができなくなってしまいました。

Bちゃんとは、約半年、月に一～二回の頻度で、約十回、セッションを続けてきました。セッションを始めたころは、言葉が出ないだけでなく、表情もかなり硬く、常に緊張状態が続いていましたが、次にご紹介するように、五回目のセッションで、初めて言葉を発することができました。その後もセッションを継続していく中で、現在はトレーナーの質問にしっかりと答えられるようになり、表情にも柔らかさがみられています。

一回目　自己紹介

トレーナーが、〈じゃあ、まず初めに自己紹介しようね。この紙に自己紹介カードを作ろうか〉と語りかけ、用紙、色鉛筆、ペンを用意すると、Bちゃんはうなずき、緊張した面持ちで、カード作りに取りかかります。名前・年齢・誕生日・好きなこと・苦手なことを書きました。

Bちゃんとトレーナーが、それぞれ書き終えたタイミングで、〈じゃあ、私から自己紹介するね〉と言い、まずはトレーナーがカードを見せながら自己紹介を始めました。

Bちゃんは時折うなずきながら、トレーナーの話を聞いていました。その後、〈じゃあ、Bちゃんのこと、教えてくれる?〉と投げかけると、Bちゃんはうなずき、カードをトレーナーに見せてくれました。

トレーナーが、Bちゃんが作成したカードを読みながら、〈そうかぁ。Bちゃんは絵を描くことが好きなんやね〉〈走ることが苦手かぁ。私も一緒やわぁ〉と言うと、Bちゃんもうなずいたり、少しだけ表情を緩めます。

最後に、〈これからよろしくね。いろんなことして、遊ぼうね〉と声をかけると、顔つきにほんのり柔らかさが浮かび、口元が緩む様子もみられました。

しかし、セッションの間、Bちゃんから言葉が発せられることは一度もありませんでした。口元が緩むことはあるものの、全体を通して表情は硬く、終始、うつむき加減でした。発話以外の非言語的コミュニケーションにより自己主張、自己表現することにも難しさが感じられました。

二回目～四回目　遊びの共有

二回目から四回目までのセッションでは、お絵かきやジェンガ、折り紙などの遊びを共有すること、またその中で、楽しさや面白さを共有することを大切にして、セッションを進めました。また、毎回、セッションの導入部分で、「この二週間の振り返り」と題して、前回のセッション以降にあった出来事について、文章に書いて共有し合うことを欠かさず取り入れました。

●二週間の振り返り

〈元気にしてた？〉（うなずく）
〈お休みの日はどっか行ったりした～？〉（首を横に振る）
〈そうかぁ。でも、ここ最近、ずっとお天気も悪かったしね……〉（うなずく）
〈じゃあ、今日もこの二週間の振り返りから始めようか〉（うなずく）
〈この二週間を思い出して、楽しかったことをこの紙に書いてくれる～？〉（うなずく）
（書き終えた後）〈そうかぁ！　Bちゃん、クッション作ったんだ！〉（口元を緩め、うなず

く）
〈すごいねぇ～！　ミシンで？〉（うなずく）
〈難しくなかった？〉（固まる）
〈私、ミシン使うのも苦手やわ……。たぶん私が作ったら、縫《ぬ》い目、ガタガタになっちゃうと思う……（笑う）〉（口元が緩む）

●折り紙

〈今日は何、作ろうかなぁ？〉
〈折り紙事典を手渡しながら）〈Bちゃん、この中から好きなもの、一つ選んでくれる？〉
（戸惑うような表情を見せる）
〈いっぱいありすぎると困っちゃうかなぁ？〉（固まる）
〈そしたら、〝秋に関する作品〟っていうところから選ぶことにしよっか！〉（うなずいて、しばらく考えたあと、〝クマ〟のページを開ける）
〈なるほどね！　クマの顔かぁ～。可愛いね！〉（うなずく）
〈じゃあ今日はこれ、作ろう！〉

それから、教える－教えられるというやりとりを中心に、折り紙を進めました。トレーナーが〈え、ここどうやるん？〉〈あ、失敗した……〉など、困った様子を見せると、Bちゃんは苦笑いをしたり、呆れたような表情を浮かべたりと、言葉は発しないものの、表情にだいぶ変化が見られるようになってきました。

二回目から四回目までのセッションでも、Bちゃんから言葉が発せられることはなく、表情の変化もあまり見られませんでしたが、少しだけ場に馴れてきたようでした。一～三回目までは、選択肢を示しても、遊びを自分で選ぶことができませんでしたが、四回目には、自分でやりたい遊びを選択することができました。

五回目　声を出す練習

そこで、五回目のセッションでは、声を出す練習を取り入れることにしました。

〈ちょっと、声を出す練習、一緒にやってみる？〉（緊張した表情を見せながらも、うなずく）

〈ＯＫ！　無理しなくていいからね。ちょっとだけ、やってみようか！〉（うなずく）

①〈じゃあ、まずは、〝あー〟って声を出す練習からやってみよっか。どれだけ小さい声でもいいよ。出せる声でいいからね。私が〝せーの〟って言ったら、一緒に、〝あー〟って言ってね〉「（うなずく）」

〈せーの〉「あー（トレーナーに聞こえる大きさで、声を出す）」

〈わぁ、すごい！　出せた、出せた！〉

②〈じゃあさぁ、今度は、〝おはよう〟って言ってみよっか。私が言ったら、そのあと続けて、Ｂちゃんも言ってみてね〉（うなずく）

〈おはよう〉

「おはよう（しっかりと聞こえる声で発語。何度も繰り返す中で、声の大きさは、さらに大きくなっていく）」

〈すごい、すごい！　いい感じ！　ちゃんと聞こえてるよ！〉

③〈じゃあ今度は、Bちゃん、自分の名前を言ってみようか〉（うなずく）
〈私の名前は、〇〇〇〇です〉
〈せーの〉
「私の名前は〇〇〇〇です（早口ながらもきちんと発語する）」

初めはかなり緊張した面持ちで取り組んでいましたが、一生懸命頑張り、初めて声を出すことができました。さらに、繰り返し声を出していく中で、Bちゃん自身も自信をもてたようで、声の大きさも徐々に大きくなっていき、表情にも柔らかさがみられるようになっていきました。

六回目～　遊びを通した言葉のやりとり

六回目以降のセッションでは、絵本を読んだり、かるたをやってみたりと、遊びを通して言語的なやりとりを図っています。

●ことば遊び（記憶力ゲーム／言葉を出す練習）

遊び方　テーマに沿った単語を交互に出し合う。

（例）トレーナー：りんご↓

Bちゃん：りんご、バナナ↓

トレーナー：りんご、バナナ、トマト↓　など

〈Bちゃん、今日もこの前やった、記憶力ゲームやろっか！〉

「うん（発語によって応じる）」

〈この前は、食べ物シリーズでやったよね。今日は何でやろうかぁ？〉

「うーん……。動物？」

〈おぉ、動物か！　いいねぇ～！　面白そう！　じゃあ、今日のお題は動物ね！〉

ここから動物をテーマに、同じゲームを行いました。Bちゃんにとっては、動物の名前を記憶するだけでなく、言葉を発する必要があるため、この遊びは勇気の要る遊びでしたが、しっかりと聞き取れる声の大きさで、やりとりすることができました。この日は、十個の単語までクリアし、十一単語目で、Bちゃんもトレーナーもお互いに、「え、

何やっけ?」と混乱が生じ、終了となりました。

途中でわからなくなったり、自信がなくなったときに、「えぇ……」と戸惑う表情を見せたり、思い出せた時にうれしそうな表情を見せるなど、表情の変化もみられ、楽しんでいることがこちらにも伝わります。

うまくいく秘訣と工夫

サポートする側が「早く話せるように」と焦ってしまうと、その焦りがお子さんにも伝わり、結果として、プレッシャーを与えてしまいます。もともと場面緘黙のお子さんは、日常生活の中で不安や緊張を強く感じていることが多いと言えます。この点も踏まえながら、トレーナーは、決して話すことを強要したりせず、まずは、お子さんのペースを大切に、一緒に遊んだり、あるいはお子さんが伝えようとしている気持ちを代わりに言語化していく中で、人とかかわることの楽しさや面白さ、喜びを共有することを大切にして下さい。その過程を通して、その子自身が他者に対する安心感をもつようになることが重要です。

第5章　視覚・空間認知のトレーニング

本章では、視覚情報を扱う能力や目と手を使う作業的、運動的な能力の土台となる視覚・空間認知の能力について、みていきます。まず、お子さんの課題を把握するために、チェックリストをつけてみてください。

チェックリスト4　**視覚・空間認知の課題**

（1）運動（鉄棒、球技、ダンスなど）が苦手である。

①とても　②いくらか　③あまり　④まったく

（2）手先が不器用である。

①とても　②いくらか　③あまり　④まったく

（3）体のバランスが悪く、よくケガをする。
①しばしば　②ときどき　③たまに　④めったに

（4）地図や図形が苦手で、よく道に迷う。
①とても　②いくらか　③あまり　④まったく

（5）絵を描いたり、工作をするのが苦手である。
①とても　②いくらか　③あまり　④まったく

（6）文字、とくに漢字を書くのが苦手である。
①とても　②いくらか　③あまり　④まったく

（7）左右がすぐにわからないときがある。
①とても　②いくらか　③あまり　④まったく

（8）鏡文字を書くことがある。
①しばしば　②ときどき　③たまに　④めったに

視覚・空間認知の能力とは

視覚・空間情報処理（または、**視覚・空間認知**）の能力は、**動作性知能**とも呼ばれ、目から入ってきた情報を記憶したり、そこから意味を読み取ったり、推理したり、目からの情報と手足の運動を連動させながら行動を行ったりする機能を指します。

視覚・空間認知が弱いと、運動が苦手となったり、手先が不器用になったり、体のバランスが悪かったり、動きがぎこちなかったり、図形や立体がわかりにくかったり、状況を瞬時に判断し、臨機応変に対応することができなかったり、作業がてきぱきとこなせなかったりします。

視覚・空間情報処理にも、さまざまな機能がありますが、ＷＩＳＣ‐Ⅳでは、**知覚推理**と**処理速度**に分けられています。知覚推理は、図形を操作したり、絵や図形の情報から推理したりする能力を表しています。処理速度は、目と手を使って行う単純な作業を、素早く正確に行う能力で、一つずつ課題を行う**逐次処理**《ちくじしょり》と、同時に二つの課題を行う**同時処理**の能力が含まれます。

知覚推理には、規則性を見出したり、概念化したり、再構成したりといったより高度な情報処理が必要だと言えます。それに対して、処理速度は、一つひとつのタスクは単純だけれども、それを速く正確に行う能力が求められます。

行動上の不器用さや実務的能力は、処理速度の方に反映されやすいと言えます。処理速度が表している能力は、**実行機能**とも呼ばれ、先に出てきた注意力も関係してきます。

それに対して、知覚推理には、より高度な視覚系の認知能力（イメージを扱う能力や予測・推理する能力など）が反映されます。知覚推理が低いと、高度な数学や図形、グラフの理解、文章をイメージ化する必要がある応用問題、パソコンや車などの機械操作が苦手となりやすく、また、目に入った情報から状況判断したり、場面や表情から暗黙の意味を読み取ったりすることも難しくなると言えます。

絵を描くのが得意だと思っていたのに、検査をすると知覚推理が低く、がっかりされる場合がありますが、絵を描く能力と知覚推理とは別の能力なのです。同じ視覚・空間情報処理でも、絵を描く能力は、具体的なイメージを操る能力であるのに対して、知覚推理の能力は、抽象的な認知能力なのです。前者が、イメージをイメージのまま扱うのに対して、後者におけるイメージは、意味や構造を表すものなのです。

数学や物理といった領域では、抽象的なイメージを操る能力が不可欠です。物体や力、加速度、電流や磁界といった抽象的な存在を、どれだけクリアにイメージできるかが、ものを言います。これに関係するのが、まさに知覚推理の能力だと言えます。

ただ、知覚推理が高い人でも、場面や表情の読み取りといった社会的認知が悪い場合もあります。情動の理解や共感には、別の能力も必要だからです。知覚推理は、あくまでも知的な側面を表す指標で、社会的認知にもかかわっていますが、それだけで決まるわけではないのです。

また、視覚・空間情報処理の能力として、手先の巧緻性《こうちせい》や身体運動能力も重要ですが、WＩＳＣの検査では、ほとんど測定されない機能です。これらの機能を客観的に評価するためには、他に複数の検査を行う必要があるわけですが、わざわざ検査をしなくても、日常生活や学校生活での状況がよい指標になります。

こぼさずに、きれいに食事ができるか。文字や絵を描くのが苦手ではないか。積み木を積んだり、ブロックで形を作れるか。歩くときや走るとき、体のバランスが悪くないか。よくつまずいたり、転んでケガをしないか。体育やスポーツは得意か。特に球技が苦手ではないか。チームプレイの必要な球技がうまくできるかという点は、相手の動きからその意図を読み取る能力や状況判断能力が備わっているかどうかにもかかわってきます。

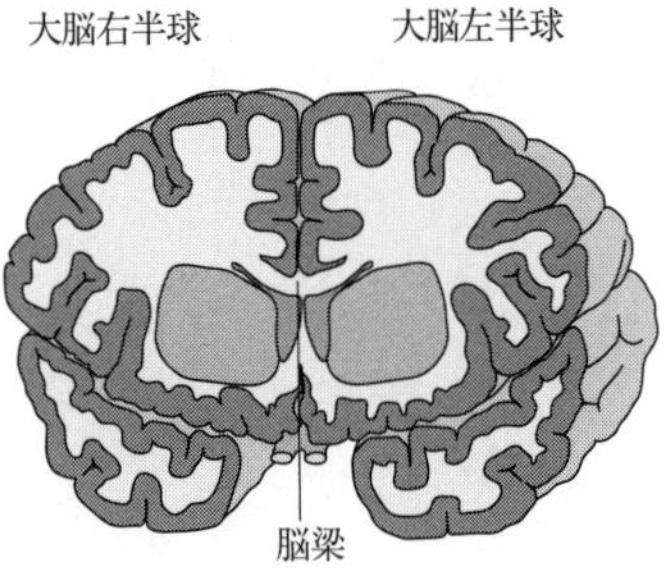

左右の脳と脳梁

したがって、視覚・空間認知の能力を鍛えるうえで、身近でとても役に立つものに積み木やブロック玩具《がんぐ》がありますし、お絵かきや粘土《ねんど》遊び、はさみで紙を切ったり、プラモデルを作ったりすることも、よいトレーニングです。また、スポーツや運動をすることも、優れたトレーニングになりますし、楽器を習うことも効果的です。

ピアノの話が出てきましたが、ピアノを習うことも、非常に効果があります。なぜかというと、発達に課題がある子どもでは、左右の脳の統合が弱い傾向があるのです。左右の脳は脳《のう》梁《りょう》という神経線維の束で結ばれているのですが、それが未分化で、うまく情報の交通整理ができないのです。

ピアノは左右の手を別々に動かすという訓練をすることになるので、脳梁の分化・発達を促進するうえでも、とても有効なのです。

一つのスポーツや楽器を究めるというのもいいですが、発達の観点で言うと、同じ回路ばかり使うのではなく、多様で新しい反応パターンに挑戦することも刺激になります。ときには違うスポーツや楽器にチャレンジするのもよいでしょう。

教室やご家庭で、発達のトレーニングに取り組むという場合にも、手足を使う運動を息抜きに取り入れることもありますが、やはりトレーニングの中心は図形や文字を描いたり、形や立体を理解したり、それを使って構成したりといった知的側面に重きが置かれることが多いと言えます。将来、数学や物理を理解するのにも、パソコンでＣＧやアニメを制作するのにも、イメージを操る知覚推理の能力が必要になります。視覚情報や映像によるコミュニケーションが大きなウエイトを占めるようになっていることもあり、技術的な仕事にも、科学的な領域でも、知覚推理の能力は欠かせなくなっているのです。

一方、処理速度も重要です。処理速度は、仕事ができるかどうかの端的な指標です。学習面でも、処理速度が遅いと、制限時間内に解答できなかったり、期限までに提出物を出せなかったりという問題を生じやすいと言えます。知識があっても、生かし切れない要因となります。

ご家庭では、ぜひ家事のお手伝いに、早くから取り組ませてあげて下さい。実行機能のよい訓練になります。

処理速度を鍛えるトレーニングは、ひたすら計算を繰り返すような単調なものになりやすいので、トレーニング時間の一部だけをそれにあてた方がよいでしょう。処理速度だけを鍛えるというより、注意力とか同時処理、図形認知、目と手の協応など、その子の弱い点を盛り込んだ課題に取り組めば、どちらも伸ばすことができます。

手足を連動させた運動と体のバランス

脳は左半球と右半球に真っ二つに分かれていて、左右の半球は、先述のように脳梁という神経線維の束で結ばれています。発達障害の子どもや大人では、この脳梁の発達が悪く、神経線維も乱雑で、未整理な傾向があります。左右で別々の動きをしながら、かつ協調させるといった運動をすることは、左右の脳半球を連動して働かせることになり、脳梁の発達を促すと考えられます。

ごく身近な例で言うと、歩くときも、左右の手足を別々に動かすだけでなく、全体のバランスを保ちながら、一つの連動した動きになる必要があります。さらにボールをキャッチするとか、蹴るといった運動が加わると、目や手足を、より複雑に連動させながら動かす必要があります。

発達障害のある子どもでは、この連動がうまくいかないため、ぎこちない動きになります。歩き方を見ても、どこかバランスが悪いことが多いのです。

左右交互の動きや左右を交差させた動きをすることは、よい刺激になります。ピアノなどの楽器の演奏も、手が左右別々の動きをしながら、同時に一つの楽曲を奏でるという、自律と協調の二つの役割をこなすことで、左右の脳をうまく連動させられるようになります。

協調した動きがスムーズになるためには、ひとまとまりの神経細胞が連動しながら働く必要がありますが、発達障害の場合には、脳の神経細胞が同期して興奮する仕組みが弱いということも言われています。

同期し、働く仕組みを刺激するためにも、左右の手足を別々に、かつ、同期させて使うような運動が効果的だと考えられます。

ハイハイでGO

対象：幼児〜小学校低学年

ハイハイする子どもが減ってきたとも言われています。ハイハイする動作は、手足の協応を鍛えたり、体や頭を支える筋力をアップしたりするうえでも重要ですが、発達を促す以上の効果があると考える専門家もいます。手足を交互に動かして四つん這《ば》い歩行することで、運動機能だけでなく、社会性や知能の発達にもよい影響があると考えられているのです。

ハイハイをしながら、追いかけっこをしたり、障害物を置いて、それを避けながら進んでもよいでしょう。

次のようなルールで遊ぶこともできます。お互いに反対周りに回って、出くわしたらジャンケンをして、勝ったら「ガオーッ」と雄叫《おたけ》びを上げます。負けたら、「キャイーン」と横に倒れて、相手に道を譲ります。三連勝したら「勝ち」で、大きな雄叫びを上げます。

ハイハイで宝探し

対象：幼児〜小学校低学年

ハイハイを取り入れたプログラムのヴァリエーションの一つです。宝探しと組み合わせることで、注意力のトレーニングにもなります。楽しくコミュニケーションを取りながら実施することがポイントです。

閉眼ステッピング

対象：全年齢

目を閉じた状態で、足踏みをしてもらうことを**閉眼ステッピング**といいます。手を大きく振って、元気よく足踏みしてもらい、その状態のまま目を閉じ、足踏みを続けてもらいます。これは、発達障害がないかを知るための検査としても、よく使われるものです。

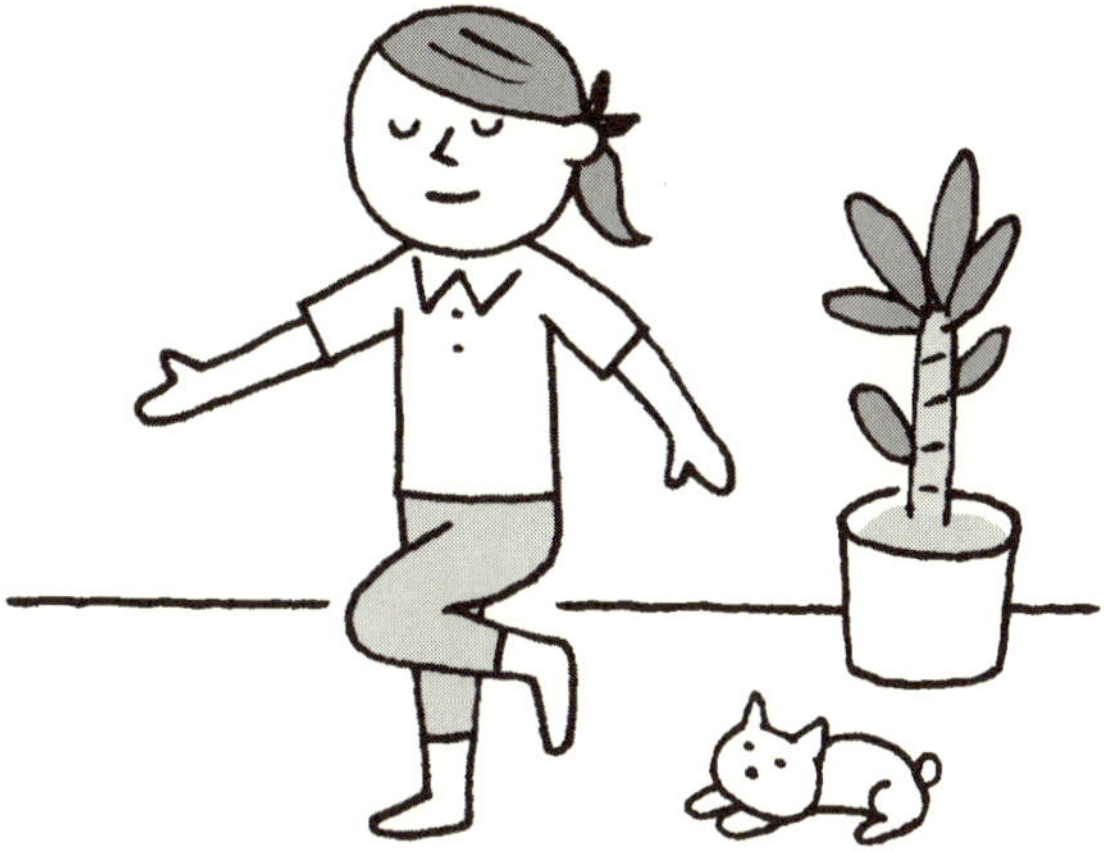

閉眼ステッピング

発達障害の子では、手足を動かすタイミングがうまく合わなかったり、交互ではなく一緒に動いてしまったり、動きがぎこちなく、バランスが悪いことが多いと言えます。さらに、目を閉じると、体の向きが回転することが多いため、診断の手がかりになるのです。

ステップを踏むことやスキップをすることは、単純な動作ではありますが、手足の協調運動のよい訓練なのです。

目を閉じて一回転してもらい、どれだけちょうど正面を向けるかを競ってもいいでしょう。

片足で立ち、目を閉じてバランスをとるといったことや、一方の足のつま先に、もう一方の足のかかとをもってくる「継ぎ足歩行」や「ケンケンパ」も、バランスを鍛えるのに役立ちます。

できるかな？　対象：全年齢

それ以外にも、手足の交差運動や逆パターンの動きを行うと、左右の脳を連動させて使うトレーニングにもなりますし、「GO－NOGO」課題といって、行動のブレーキとアクセルを使い分けるトレーニングにもなります。これは、第七章で取り上げる行動や情動のコントロールを高めることにもつながります。

① 逆方向肩回し

まず、左右の腕を前に伸ばします。最初は、同じ方向に、左右の腕を回します。スムーズに動くようになったら、今度は、逆方向に回旋させます。最初はゆっくりと動きを覚えて、できるようになったら、スピードを上げて行います。

② 交差ツイスト

右腕と左腕を折り曲げた格好にして、ツイスト・ダンスをするように、リズムをつけて、

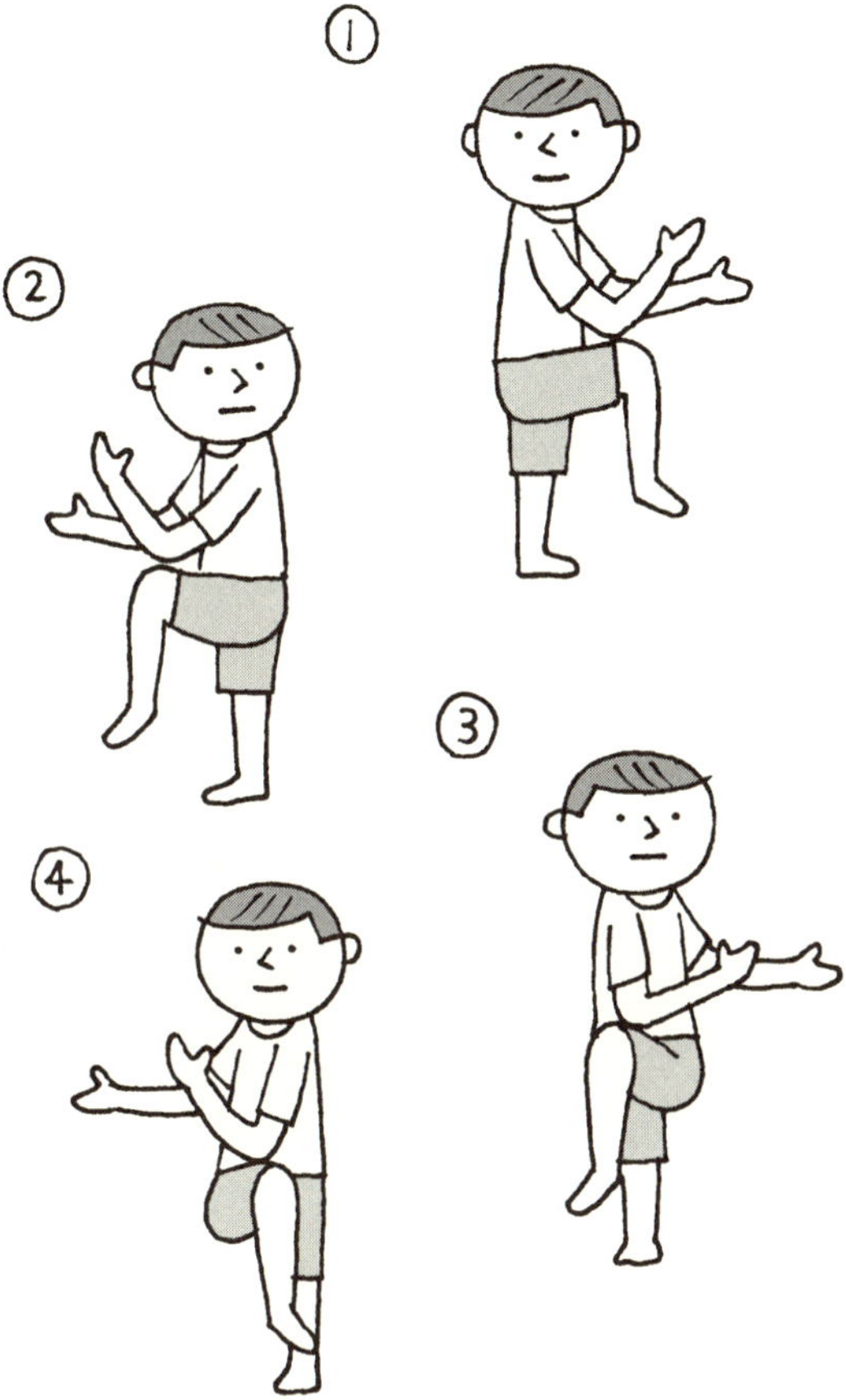

交差ツイスト

交互に動かします。

最初は、腕と同じ側の足、つまり、右腕を左に振るときは、右ひざを上げ、右ひじと右ひざがくっつくくらいまでもち上げます。左腕を右に振るときは、左ひざを同じようにもち上げます。

次に、手と足の動きを交差させ、右腕を左に振るときは、左ひざを上げ、左腕を右に振るときは、右ひざを上げます。

その動きを覚えたら、一緒にリズムを合わせて踊ります。音楽をつけると楽しいでしょう。慣れて来たら、形を崩して、アレンジを加えながら踊ると、さらに面白いでしょう。

③グーパー突き

空手の突きの練習のように、一方の手を前に突き出し、もう一方の手を後ろに引きます。

まず、両手ともグーで、交互に突きを十回行います。

次に、両手ともパーにして、平手突きを十回行います。

今度は、突き出した手はグーに、引いた手はパーにして構え、交互に突きを行います。

さらに今度は、逆パターンにして、突き出した手はパーに、引いた手はグーにして、交互に平手突きを行います。

スムーズにどちらもできるようになったら、連続して突きながら、「グーで突いて」「平手で突いて」と掛け声をかけて、パターンを切り替えてもらいます。

トランポリン

対象：幼児〜小学校低学年

トランポリンは、子どもたちが楽しみながら、前庭機能（平衡《へいこう》感覚）や体性感覚などを鍛え、感覚統合に役立つ遊具です。トレーニングだけでなく、日々の遊びや暇な時間に飛び跳ねることで、さまざまな効果が期待できます。

ツイスター

対象：全年齢

市販されている家庭用ゲームを活用することもできます。体のバランス感覚のトレーニングに適しているものに、『ツイスター』があります。手足をルーレットの出た色に置いていき、姿勢を保持できずに転んだら交代（負け）というゲームです。

体の右左の確認を行い、自分の体をうまく使う力を育てます。バランス力や、体の動きも柔軟になります。

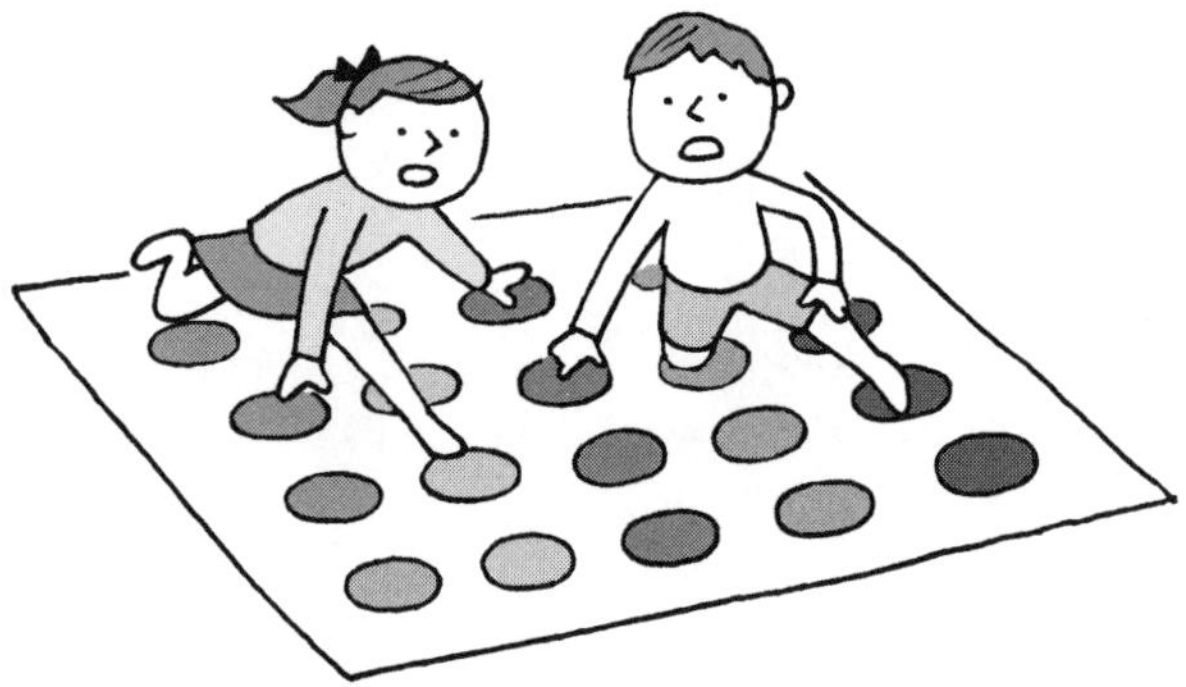

ツイスター

実際のトレーニング風景

小学三年生のIくんは、体のバランス感覚が悪く、運動全般が苦手で、体育の授業の縄跳びに苦戦していました。新しいことにも不安が強く、体を使うメニューはずっと拒んでいたのです。

トレーナーがツイスターを見せると、案の定、反射的に「やらへん」と拒否反応を示します。

〈まぁ、いいよ、とりあえず先生やってみるから〉と、トレーナーがルーレットを回しました。

すると、「何これ」と興味を示し、今度は、Iくんがルーレットを回し、止まった色を読み上げます。トレーナーがやってみせると、トレーナーの体勢を見て、笑い出し、何回もルーレットを回し、トレーナーに出た色を伝えてきます。

〈よし、交代〉

「えー嫌や、もう一回やって」

〈もう先生は疲れたな。やってみない？〉

「わかった。じゃあ、やってみる」と、重い腰を上げました。

「右ってどっちだっけ？」と確認しながら行います。

やり始めると、次第に夢中になり、さっきまで嫌がっていたことも忘れているようです。

〈ちょっとー、おしりが先生の顔に近い〉〈足すごい開くなー〉などと声をかけながら行うと、Ｉくんも笑い出し、面白い体勢をとることを楽しみながら取り組みました。

その後、毎回セッション時には「ツイスターしたい」と言うようになりました。

「運動神経よくなったで！　楽勝や」と言い、また家族でもツイスターをやると楽しそうに話します。縄跳びの技をトレーナーに披露してくれたり、鉄棒などもできるようになったと報告してくれます。最近は自信もついたのか積極的な変化がみられています。

些細《ささい》なきっかけでも、そこから楽しさを知り、自信を取り戻すと、子どもは変わっていきます。尻込みしているときは、トレーナーがやってみせることが突破口を開くことも多いです。

目と手を使うトレーニング

発達に課題のあるお子さんでは、しばしば眼球運動（目を上下左右に動かす動き）が円滑でないことがあり、物を目で追ったり、二つの物を見比べたり、物を探したりということに微妙に支障を伴い、不器用さの一因になります。

絵を描いたり、球技をしたりするのは、目と手を使う格好のトレーニングですが、しばしば苦手なことが多く、否定的な評価をされたりすると、まったくやらなくなってしまいます。否定的な発言は慎み、本人の頑張りをさりげなくほめてあげてください。苦手でも、できたら楽しいものですし、やることで上達にもつながります。

輪投げ、ボール遊び、けん玉

対象：幼児～

輪投げやボールを使った遊びは、今も子どもたちに人気が高く、しかも、発達を促す効果の高い遊びです。トレーニングや日々の遊びの中に、少しずつ取り入れることで、さまざまな効果が期待できます。

けん玉は、遊び道具の一つですが、姿勢を保持しながら、目と手の動きを協調することを求められるといった点で、視覚・空間認知のトレーニングとしても有効です。

うまくいく秘訣と工夫

ただ黙々と取り組むよりも、「どうやったらうまくいくかなぁ？」「こんなふうにやってみたらどうかなぁ？」と、一緒にやり方を考えたり、コミュニケーションを図りながら、楽しく取り組むことが大切です。どちらかが成功したときには、お互いに喜び合ったり、うまくいかなかったときには、悔しさを共有し励まし合ったりと、感情を共有することで、一体感を得ることにもつながります。

エアホッケー

対象：全年齢

よりスピード感のあるエアホッケーは、目と手の動きを協調させる力や、動くものを目で追う力を必要とし、視覚・空間認知のトレーニングに適しています。また、勝敗や遊びのルールを意識することで、集団遊びで求められる力を身につけることにもつながります。

実際のトレーニング風景

次に挙げる事例は、小学二年生のAちゃんと、エアホッケーをした際のやりとりです。

Aちゃんがホッケーを見つけ、「A、これやりたい！　先生、勝負しよ～！」と言ってきたので、トレーナーが〈うん、いいよ！　じゃあ今日はホッケーをやろう！〉と答えると、Aちゃんは「やったー！」と喜び、早速、準備を始めました。

Aちゃんは〝勝ちたい〟という気持ちを前面に出し、「エイッ！」「いけー！」と声を出しながら、勢いよくパックを打ってきます。自分が得点を入れると、「いえーい！　やったー！」と手を挙げて喜び、一方で、トレーナーが得点を入れると、「あぁ、もう！　入れられた～！」と、悔しさを体いっぱいで表現します。

ゲームの進行中、Aちゃんは勝ちたい思いから、自分が負けそうになると、「次、得点入れたら、一気に三点入るってことにしよう！」と、突然、ルールの変更を持ちかけました。

それに対して、トレーナーが、〈勝ちたいよね。でもね、途中で急にルール変わっちゃったらどうかな？〉〈お友達と遊んでるときに、相手の子が急にルール変えちゃったら、Aちゃんもびっくりしちゃわない？〉と投げかけると、Aちゃんは「あぁ、そうか……」と理解を示しました。

また、トレーナーが、〈〝こんなルールにしたら面白そう！〟とか、〝こんなふうに遊びたいなぁ〟って思うことがあったら、一ゲーム目が終わったときとか、次の遊びが始まる前に伝えたらいいと思うよ〉と言うと、Aちゃんは「わかった～。じゃあ、次のゲームからにする」と引き下がり、その後、「どっちかが九点取ったら、次に点数が入った人に三点入るってことにしよう！」と提案してきました。

〈おぉ、いいね！　そういうの、〝交渉〟って言うよ。お互いが納得のいく約束を決めるのって、大事なことだね〉と言うと、「うん、うん」とうなずきます。

図形模写

対象：五歳以上

トレーナーが手本の図形を提示し、その通り描き写す課題です。目で見て形を記憶し、自分の手を動かして紙に描くという一連の動作をスムーズに連動して行う必要があります。目と手の協応動作（複数の器官がタイミングを合わせ協力して一つの作業をすること）や視覚的なワーキングメモリー、手の巧緻性、集中力などが求められ、動作性の能力がよくわかる課題ですし、同時によいトレーニングとなります。

実際のトレーニング風景

先生の指示を聞いて行動することや、双方向のコミュニケーションが苦手な小学二年生のCちゃん。トレーニングに通うようになって、コミュニケーション力も聞き取りの力も高まり、指示もよく通るようになっています。しかし、まだ文字や図形を描くのが苦手ということで、その日は新しい課題に挑戦することに。

〈今日は初めてのこと、やってみようか〉と言うと、興味を示します。最初はモチベーションが高かったものの、苦手な課題だけに、やってみると思ったより難しいらしく、「これ苦手なやつだ」と自分でもぼやいています。

〈お手本と、自分が描いているのと、一度には見えないよね〉

「どっちかしか見えないい」

〈お手本の方と描いているのと、よく見比べながら写してね。そうそう、いいぞ〉と励ますと、何度も目を動かしながら、黙々と取り組み始めます。

五分ほどして、「できた！」と、最後の図形の模写まで終えました。

〈お〜、頑張ったね〉

本人としては、かなり慎重に描き写せています。〈細かいところまで、よく気をつけて写せたね〉とほめると、本人も満足げです。達成感があったのか、苦手な課題にもかかわらず、「また、やりたい」という言葉も聞かれました。

うまくいく秘訣と工夫

こういう課題は単調になりがちですし、もともと苦手な課題ですと、結構つらいものです。楽しい課題の間に入れるとよいでしょう。図形に、好きなキャラクターの線画などを加えてもいいでしょう。

単調な課題でも、子どもたちが頑張れるのは、トレーナーとの信頼関係や頑張って認めてほしいという気持ちがあるからでしょう。困難なことだけに、達成したときには、たくさん「頑張ったね」と声をかけてあげてください。

ペーパークラフト制作

対象：全年齢

モノづくりの楽しさを味わいながら、視覚・空間的な認知や手先の巧緻性などを鍛えられる紙工作のプログラムです。易しいものから高度なものまで、さまざまな制作が可能ですが、比較的平易なものからチャレンジすることがポイントです。さまざまな本も出ていますが、ご家庭で利用しやすいものとしては、キヤノン株式会社が提供しているCreative Parkというサイトで、ペーパークラフトの型紙をダウンロードすることができます。かわいらしい動物や乗り物、建物など、子どもたちの興味を掻きたててくれるものもそろっています。

図面を描く

対象：小学三年生以上

プランニング能力は、設計図や図面を描く能力とも関係があります。数学的な思考においては、頭の中で図が描けるかどうかということが、カギを握ります。より複雑なタスクを成し遂げるためには、精巧な図面を作り上げる必要があります。

図面を描くということは、現実を抽象化する作業をするということで、そうした作業ができるようになると、目の前にないものをイメージして推理することもできるようになります。このプログラムは、身近なものから簡単な図面を描くというものです。

おうち（自宅）の図面（間取り図）を描いてみようとか、部屋の家具の配置図を描いてみようといった比較的身近なことから始めるといいでしょう。自宅から学校までの地図を描いたり、理想の遊園地や理想の街の地図を作ってみるのもいいかもしれません。

実際のトレーニング風景

導入と制作

小学一年生のＩ君は、二年前に来所された当初は、一方通行のコミュニケーションになりやすいお子さんでしたが、絵や工作が好きで、非言語的な表現を通して、言葉の表現も豊かになっています。

〈Ｉくん、今日はお絵描きをしようと思うんだよね〉

「お絵かきかぁ～！　やったぁ！　何描くの？」

〈Ｉくんが考える理想の街！〉

「理想の街～？」

〈そう！　Ｉくんがね、〝こんな街があったら、いいのになぁ～〟〝こんな街があったら住んでみたいなぁ〟って思うような街を考えて、この画用紙に描いてみてほしいんだよねー〉

「面白そう！　ほんじゃあさぁ、先生も一緒に描いて～。それで、あとから見せ合いっこしよう！」

〈おぉ、それいいね！　じゃあ先生も、先生が住んでみたい街、描いてみるね！〉

「うん！」


ここから実際に、色鉛筆を使って、絵を描き始めます。Ｉくんは、「えっと……、ここに学校を作ろうかな」「ここにラーメン屋さんを作ろう！」「ここは公園やな」など、楽しそうに口にしながら、のびのびと、描き進めます。

途中、「先生、進んでる～？」「先生はどんなん描いてるんかなぁ～？」と、トレーナーが描いている絵に関心を向ける様子も見られました。

その後、十五分ほどかけて完成させると、Ｉくんは、「できた！　めっちゃ面白いの、できた！」と言いながら、満足そうに声を上げます。

発表

〈よし！　じゃあ発表し合いっこしよっか〉

「うん。先にさぁ、先生が描いた絵、見せて～」

〈ＯＫ！　先生はねぇ、こんな街にしたよ～〉

「え……、山ばっかりじゃん……（笑う）」

〈先生さぁ、小学生のころ、田舎に住んでたんよね。そのとき、家のすぐ近くに山があったんよね〉

「あぁ、それでその時のこと思い出して、この街、描いたん～？」

〈そうそう。〝田舎ものんびりしてて、いいなぁ～〟って思って〉

「へぇ～。ほんじゃあ、僕の描いた絵、見る？」

〈うん、見たい！〉

「じゃんじゃじゃーん！（描いた絵をトレーナーの方に向ける）」

〈わぁ、すごい！　何かいっぱい描いてある！〉

「うん。これ、すっごく面白い街なんだよ！」

〈おぉ、気になる！　じゃあ、どんな街か教えてくれる～？〉

「うん！」

「これは、〝季節が変わる街〟っていう街！」

〈季節が変わる街!?〉

「そう。気になる？」

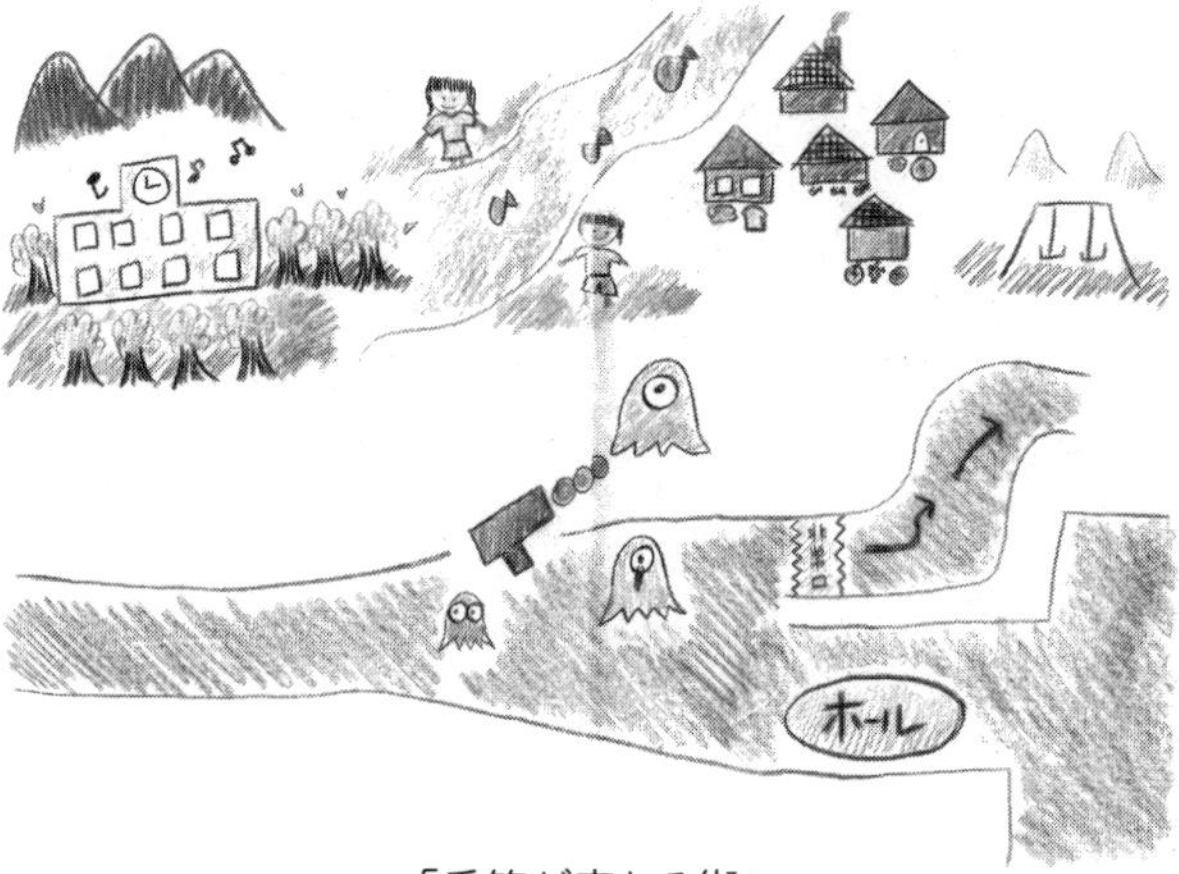

「季節が変わる街」

〈うん！　気になる、気になる！〉

それから、Ｉくんは、場所によって、季節が変わることを説明してくれました。桜の咲いた入学式の学校、魚の泳ぐ川やお化け、食欲の秋を満たしてくれる食べ物屋さん、誰もいない冬の公園などが描き込まれていました。説明してくれるＩくんの顔は、とても生き生きと輝いていました。

〈おぉ～、なるほど！　Ｉくん、よく考えたね！　こんな街があったら、すっごく楽しいね！〉

「そうでしょう～。こんな街があったら、僕、毎日、ワクワクするわ！」

うまくいく秘訣と工夫

お子さん自身の、「こんなふうにしたい」「こんなものを描いてみたい」という自発性を大切にしながら、お子さんが楽しんで取り組めるよう心がけます。また、「ここはどんなふうになってるの？」「面白いこと、考えられたね」と、お子さんの表現したことに関心を寄せながら、お子さんと楽しさや面白さを共有できるとよいでしょう。

書字の課題のトレーニング

学習においてしばしば課題になる書字も、眼と手を協応させながら使いこなす課題だと言えます。書字が苦手な子では、スムーズに漢字の一画一画が書けないだけでなく、配置や向きが入れ替わったり、全体のバランスがうまくいかないということがしばしばあります。

かといって、そこを無理やり練習させようとしても、苦手意識があるため、とても苦痛な作業になってしまいます。そこで苦手意識を突破し、また、視覚的な記憶が弱い面を補うための工夫が必要になってきます。そうした取り組みを通して、自信や興味を呼び起こすとよいでしょう。

粘土のノートになぞる

対象：全年齢

視覚・空間認知や目と手の協応が弱いお子さんにとって、文字を見て書き写すということが、とても難しく感じられてしまいます。無理にさせると、ストレスを感じ、漢字を書くのに拒否感や苦手意識を強めてしまいます。そういう場合にお勧めなのが、粘土を使ったトレーニング法です。

粘土板の上に、粘土を平らに伸ばし、「粘土のノート」を用意します。この「粘土のノート」に、まずトレーナーが、手本になる字を指で書きます。浅くくぼみができるように書くとよいでしょう。次に子どもさんが、そのくぼみをなぞって書きます。書き順がわからないときは、教えてあげてください。感触を味わうように、ゆっくりなぞってもらいます。うまくなぞれたら、褒めてあげてください。五回繰り返してなぞったら、今度は粘土を平らな状態に戻して、自分で字を書いてもらいます。形が思い出せない場合は、もう一回、ぼんやりと薄くなぞり、その上からなぞってもらいます。

目で見ただけや、鉛筆を動かすことでは、なかなかうまく形が覚えられない子も、触覚の助けを借りることで、形を体感しやすくなります。

ときには、粘土で立体文字を作るのもよいでしょう。粘土で細長いひもを作り、おおまかな形を組み上げてから、細かい部分を整えていくとよいでしょう。何色かの色粘土を使って、カラフルに楽しんでもよいでしょう。漢字の学習にこだわらずに、遊びとして取り組むことにより、漢字に対する苦手意識を拭《ぬぐ》い去ることが、むしろ肝心です。

実際のトレーニング風景

Ｔくんは、小学三年生の男の子。コミュニケーションがとりにくく、冗談で言われたことに傷ついて、手が出てトラブルになったり、自分の気持ちがうまく言えないといった課題がありました。コミュニケーションの面では改善が見られ、トラブルになることもあまりなくなりましたが、漢字が苦手で、最近は学習面での課題が目立つようになっています。

〈今日はねぇ、粘土を使って、漢字のお勉強するよ〜〉

「え、粘土？」

〈うん。びっくりした？〉

「うん、びっくりした！　どうやって、粘土で勉強するの？」

〈（粘土を取り出しながら）これ、紙粘土ね〉

「おぉ、ほんとだ！　僕、粘土、すっごく好きなんだよねぇ～（表情が一段と明るくなる）」

〈そうだよね。Tくん、工作、大好きだもんね。そんなTくんにピッタリの勉強方法があるんだよね〉

「えー、何なに？」

〈今日は、粘土をノート代わりにするよ〉

「え、粘土がノート？」

〈うん。ちょっと待ってね……（粘土を取り出し、薄く伸ばす）ここにね、漢字を書いていくの〉

「おぉ～、面白そう！」

〈面白そうだよね～。Tくん、最近、学校でどんな漢字、習った？〉

「えっとねぇ、今日、〝坂〟っていう字、習ったよ」

〈OK！　じゃあ、まず、〝坂〟っていう漢字、書いてみようか。まず先生がこの粘土ノートに、指で書いてみるね〉

「うん（興味津々《しんしん》な様子で、トレーナーが漢字を書く様子を見る）」

〈（漢字を書き終えたあと）よし、書けたよ！〉

「ほんとだ！　ちょっと、型がついてるね」

〈うん。ちょっと凹《へこ》んでるでしょ。この上をね、Ｔくん、まず、指でなぞってみてくれる？　なぞりながら、漢字の形、覚えてみよう〉

「おぉ、そういうことかぁ〜！」（楽しそうに漢字をなぞる）

〈そうそう、ばっちり！　じゃあね、今からこの粘土、一回、元の状態に戻すよ〉

「おぉ、消すんだね」

〈そうそう〉

（めん棒で粘土を元の状態に戻したあと）〈じゃあね、今度はＴくん、さっき書いたのを思い出しながら、自分で、〝坂〟っていう漢字、書いてみてくれる？〉

「うん、わかった！」（のびのびと書き進める）

「できた！」

〈おぉ、すごい！　ばっちり！　ちゃんときれいに書けてるね！〉

「これ、面白いね！」

〈じゃあ、少し似ている字で、〝板〟っていう漢字、書いてみようか〉

（トレーナーが書いたのを見て）

「本当、ちょっと違うだけで、そっくり。書いてみたい！」

この後も、Tくんは粘土の上に漢字を書くことをかなり気に入った様子で、「次は○○っていう漢字、書いてみる～！」「次は先生、何か問題出して～！」など、楽しみながら漢字の学習に取り組むことができました。

さらに、漢字の学習を終えると、「じゃあ、このあとはこの粘土を使って、遊ぼう～！」と言い、この日は最後に粘土遊びをして、セッションを終えることに。Tくんは、手のひらを粘土で真っ白にしながらも、終了時には、「面白かったー！」と、満足そうな表情を見せていました。

書字の困難を抱えているお子さんにとって、何と言っても漢字の書き取りが難しい課題になります。すでに自分の中に苦手意識が強く、「やってもどうせ無理」と諦めの気持ちをもっているお子さんが多いように思います。この点を踏まえ、まずは、正しく書けたか、正しく覚えられているかといったことに焦点を当てすぎず、文字に触れること自体に楽しさや面白さを感じられることが大切です。

漢字のたし算

対象：全年齢

【雨＋ニ＋ム＝雲】といったように、パーツをたし算していき、漢字を完成させる課題です。あらかじめ、ワークシート形式で問題を用意しておくとよいでしょう。

実際のトレーニング風景

Kくんは、少しやんちゃな三年生の男の子。学習でつまずき、不登校になって相談に来られました。学校には行けるようになっていますが、勉強に対する苦手意識の克服が課題です。

ワークシートを提示すると、Kくんは、「うわ、何これ！　暗号みたい！」と興味を見せます。それに対して、トレーナーが〈たしかに、暗号みたい！〉と言いながら笑うと、Kくんも「そうでしょう〜？」と言いながら笑っています。

〈じゃあさぁ、Kくん、今日はこの暗号、頑張って解いていこう！〉

「えー、難しそう……。僕、漢字、すごく苦手だもん……」

〈〝暗号解読〟って思ったら、何か面白そうじゃない？　私も解読のお手伝いするわ！〉

「うん、わかった〜」

実際に取り組み始めると、Kくんは「あ、わかった！」と、ほぼすべての漢字をスムーズに書き進めていきます。

〈Kくん、すごいじゃん！　暗号解読、順調だね！〉と言うと、Kくんは「へへ」とうれしそうに笑います。

しかし、そのあと、完成した漢字を指さしながら、〈これ、何ていう漢字だっけ？〉〈何て読むんだっけ？〉と読み方を訊ねると、「え、何だったたっけ……。読めない……」と、苦笑いを浮かべます。

それに対してトレーナーが、例えば、〈漢字の〝雨〟と、カタカナの〝ニ〟と、カタカナの〝ム〟を合わせたら、〝雲〟だよね。この漢字、〝くも〟って読むよ〉と言うと、Kくんは「あぁ、そうやった、そうやったぁ〜」とうなずいています。

〈雲って雨に関係するもんね〜。こうやって漢字の形と読み方をセットで覚えると、覚えやすいかもよ〉と言うと、「うん、うん」と納得した様子でした。

漢字《かんじ》のたし算《ざん》

（　　　）月《がつ》（　　　）日《にち》（　　　）曜日《ようび》

① 田 ＋ 力 ＝ □

② イ ＋ 木 ＝ □

③ 夕 ＋ 口 ＝ □

④ 木 ＋ 林 ＝ □

⑤ 田 ＋ 丁 ＝ □

「漢字のたし算」の例

うまくいく秘訣と工夫

もともと文字を書き取ることに苦手意識をおもちのお子さんの場合、ただ何度も同じ文字を繰り返し書き取ることを求められると、ますます文字の書き取りにつまらなさや抵抗を感じてしまいます。

「ここは、きちんとハネないとだめだよ」「もっと丁寧な文字で書きなさい」と、あまりに細かく、注意ばかり並べると、なおのこと学習に対するモチベーションは下がってしまいます。いかに興味と自信を高めるかが、ポイントです。

漢字の成り立ちや形などを、絵カードや粘土などを使って遊びにしてしまうのも、心の抵抗を取り去る一つの方法です。

第6章　基本的な社会的能力のトレーニング

本章と次の第七章では、発達トレーニングの山場とも言うべき、社会的能力のトレーニングを扱いたいと思います。社会性のトレーニングは、とても奥が深い領域であり、年齢が上がるほど、発達のトレーニングにおいて大きなウエイトを占めるようになります。

まず本章では、基本的な能力を育む取り組みについてみていきます。次の章では、実践的な社会的スキルの能力を鍛えるトレーニングを扱います。どちらも大切ですが、基本的な部分が弱いお子さんの場合には、先走りして実践的なスキルを教え込もうとしても身につきにくいと言えます。基本的なトレーニングにじっくり取り組み、その部分が育ってきたタイミングで、実践的な内容も取り入れるとよいでしょう。

社会的能力の課題もさまざまなので、どのあたりでつまずいているのかを知るために、まずチェックリストをつけてみてください。

チェックリスト5

基本的な社会的能力

（1）相手と自然に目を合わせて話ができる。
①とても　②いくらか　③あまり　④まったく

（2）表情や身振りをつけて、話すことができる。
①とても　②いくらか　③あまり　④まったく

（3）相手のしていることに、興味や関心を示すことができる。
①しばしば　②ときどき　③たまに　④めったに

（4）相手と気持ちをある程度共有し、一緒に行動することを楽しめる。
①とても　②いくらか　③あまり　④まったく

（5）場の状況や相手の気持ちに配慮して、話や行動ができる。
①とても　②いくらか　③あまり　④まったく

（6）自分から話しかけたり、話題を提供できる。
①とても　②いくらか　③あまり　④まったく

（7）言葉のキャッチボールがスムーズにできる。
①とても　②いくらか　③あまり　④まったく

社会性の課題も、まず一対一のトレーニングで

スキル・トレーニングの必要性が高く、しかも非常に効果を発揮する領域は、社会的な能力やスキルのトレーニングです。社会性のトレーニングというと、すぐにグループでのトレーニングを思い浮かべる人が多いかもしれません。しかし、社会性の発達に課題がある子の場合、一対一での関係を築くところでつまずいていることも多く、実は複数の子どもが集団で行うグループ・トレーニングでは、その子に必要なトレーニングになっていないことが多いのです。むしろ一対一のトレーニングをしっかり積むと、グループでの活動も自然にできるようになります。

グループで上達するのは、あまりトレーニングを必要としない子の方で、本当に課題を抱えている子は、集団でやるというだけで萎縮《いしゅく》し、苦痛ばかりが増し、さらに苦手意識を強めてしまって、肝心な点のトレーニングになりにくいのです。

自転車の訓練のところでお話ししたように、倒れてしまうことばかりに心配が向かい、肝心なスキルの訓練ができないということになってしまうわけです。効果的に訓練するためには、失敗する恐れや不安によけいなエネルギーを奪われることなく、肝心な点の強化に注力できるようにすべきなのです。

その点で、トレーナーとなる存在との一対一のトレーニングから始めた方が、圧倒的に有利です。そして、かなりやりこなせるようになってから、グループという課題に取り組んでいけばいいわけです。その方が、また失敗して、ますます自信をなくしてしまうという最悪の事態を防ぐことにもなります。

社会性に課題のある方の場合、児童はむろん、成人であっても、一対一の段階ですでに困難を抱えているケースがほとんどです。その段階がクリアできていないのに、多対多の関係が絡むグループから入ろうとするのは、算数がまだおぼつかない生徒に、方程式や関数を教えるようなものです。先走るよりも、つまずいているところにもどって、そこをしっかり鍛え直した方が、結局上達の近道ですし、その子の自信を取り戻すことにもつながるのです。

その子が人前で恥をかいたり、失敗して笑われたりしても、マイナスにしかならないことは、よくおわかりいただけることでしょう。ところが現実には、そういう状況が頻繁に生まれているのです。

したがって、ご家庭でトレーニングをする場合、一番気をつけてほしいことは、うまくできない点を叱ったり、笑ったりは、決してしないということです。そうした対応をしてしまうと、ご家庭でトレーニングする意味がなくなるどころか、マイナスになってしまいます。

社会性の能力が育つステップ

社会性の発達には、いくつか大きな区切りとなる段階があります。その発達のステップに沿って、みていくことにしましょう。

①注意・関心の共有

第一の大きな関門は、相手と注意や関心を共有できるようになることです。注意を共有できるための第一歩とされるのが、相手と視線を合わせたり、相手の見ているものを目で追ったり、一緒に見たりすることです。アイコンタクトや共同注視が自然にできるかが、一つの発達の目安となるわけです。

この点に課題が認められる場合には、コミュニケーションしているときでも、相手の発言や表情、反応にきちんと注意が向けられていないということで、的確な応答をすることが難しくなります。

そこをトレーニングするためには、一対一でトレーナーがついて、その子の関心を向けるものに関心を向けて、気づいたことや感じたことについて言葉を交わすということを丁寧に行っていくのが基本です。

したがって、どの遊びも課題も、そうした点に配慮しながら、一対一で気持ちを入れて一緒に行えば、注意・関心の共有のトレーニングになります。

この段階は、元来母親との一対一での関係で身についていくものなので、それが身についていない子どもにとっては、グループでトレーニングしても、関心を共有されないまま、放っておかれることになりやすいのです。逆に、注意が共有できていない点を注意されたり指導されたりすることになって、否定的な体験をしてしまいます。

注意や関心を共有してもらう体験をする中で、子どもは、その心地よさを味わい、次第に注意や関心を共有する感覚を身につけていくようになります。そうなると、自分からも、相手に自分の発見や感想などを話すようになり、だんだんと相互のやりとりが生まれていくのです。

遊びの中で、自然に注意・関心の共有ができると、いつのまにか一緒に遊びを楽しめるようになります。これは、すべてのトレーニングやプレイセラピーにおける基本だと言えますが、先に紹介した、絵や写真を見ながら話をしたり、人形遊びを一緒にするといったことが、よい訓練になります。

②模倣と情緒的チューニング

注意や関心を共有する段階とほぼ並行して獲得されていくのが、相手の行動をまねたり、相手の気持ちを一緒に感じるようになることです。気持ちといっても、この段階での気持ちは、言葉で表現できるような分化した感情ではなく、喜びやわくわく感、不安や恐れといった未分化な情動です。関心を共有できるとともに、情動の共有も起きやすくなります。それを助けるのが、サポート役が気持ちを共有することです。

気持ちを共有するためには、情緒的なチューニングを行う必要があります。**情緒的チュー**

ニングとは、相手の情動に波長を合わせることです。気持ちを合わせるためには、声の調子や体の動き、表情も合わせる必要があります。情緒的チューニングが得意な人と苦手な人がいて、苦手な親をもつ子どもでは、気持ちを共有してもらう体験が不足しがちです。優れたトレーナーは、情緒的チューニングの能力がとても高いので、子どもは気持ちを共有される体験を味わうことができ、そうした体験を通して、子どもの側にも情緒的チューニングの能力が育ってくるのです。

自閉スペクトラム症やその傾向をもった子どもでは、情緒的チューニングが生まれつき苦手です。改善するための唯一の方法は、豊かな情緒的チューニングをふんだんに受ける体験を重ねることです。しかし、親も同じような傾向をもっていることが多く、つい情緒的チューニングを怠ってしまいがちです。その意味で、発達のトレーニングを行い、その時間だけでも、活発にチューニングを与えることは、不足を補うことになります。

実際、週一回のトレーニングでも、継続すると、多くのケースで顕著な効果がみられます。量よりも質が大切ということでしょう。

その際、親自身の情緒的チューニング能力を高めることも重要になります。そのために有効なのが、親自身もカウンセリングなどの場で、気持ちをチューニングされ、共感される体験を積むことです。

最初のうちは、気持ちがズレてばかりだった親も、カウンセリングやトレーニングを受けるうちに、かなり上手にチューニングできるようになります。

情緒的チューニングとも関係が深く、社会的スキルを獲得するうえで欠かせない働きが**模倣**です。すべては模倣から始まると言われますが、モデル（手本）となる人の行動をまねることで、さまざまな行動やスキルを覚えることができます。

そもそも注意の共有ができないと、まねすることもできませんし、相手のすることに無関心になってしまいます。注意の共有や相手の行動に関心がもてるようになると、まねができるようになり、スキルが身につき始めるのです。

また、相手の行動や身振り、表情をまねることで、情緒的チューニングもできるようになります。というのも、ミラーニューロンという仕組みが備わっていて、相手の体の動きを見て、同じ動きをする自分の神経細胞が活動することにより、相手の動きの意図やその背後にある気持ちを読み取ることができるようになるのです。

社会的スキルのトレーニングにおいて、まねるということは、とても大事な要素だと言えます。

鏡よ鏡よ鏡さん　表情まねっこ

対象：全年齢

笑いを誘い、親密さが生まれやすい、ウォームアップに適したプログラムです。トレーナーは、「ここに鏡があります。いいかな。○○ちゃんは、私が鏡に映った姿です。だから、鏡に向かって、私が笑ったらどうなるかな？　そう、○○ちゃんも同じように笑うよね。だから、私と同じような表情をしてね。用意はいい？」といった具合に前ふりをして、見えない鏡を挟んで、子どもと向き合い、次々といろんな表情をしたり目を動かしたりします。

相手の目や表情に注意を向けて、まねるということに夢中になる中で、目を見たり視線を合わせるのが苦手な子も、次第に抵抗がなくなっていきます。

気持ち当てクイズ

対象：全年齢

前の「表情まねっこ」に続けてやることもできるのが、この気持ち当てクイズです。

「こんな表情をしているときは、どんな気持ちかわかるかな。当ててみて」と言ってから、表情を作ります。的外れな答えが返ってくるときは、表情をまねっこしてもらい、「どんな

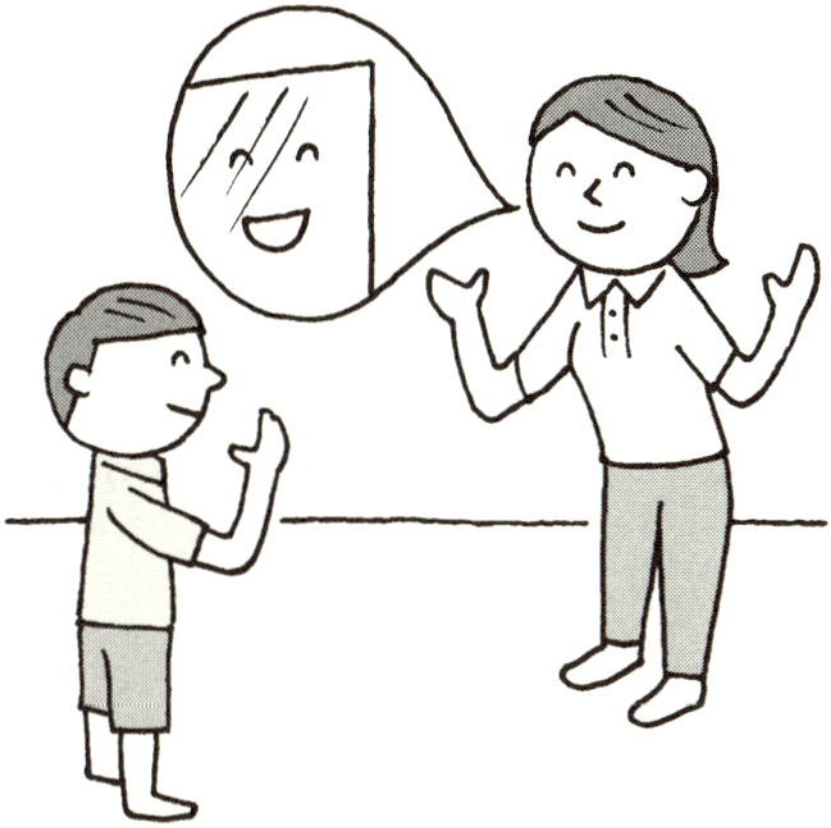

鏡よ鏡よ鏡さん　表情まねっこ

気持ちになった？」と訊ねます。

さらに、写真に写った人物の表情を見てもらい、どんな気持ちか、当ててもらうこともできます。既成の感情カードなどを使ってもいいですし、スナップ写真や雑誌の切り抜きなどから、人物の写真を集めて、クリアファイルなどに綴じたものを使っても便利です。

俳優に挑戦！

対象：全年齢

簡単なセリフを用意します。「俳優さんて、知ってるかな？　映画やドラマで役を演じる人だね。どうしたら、いい俳優さんになれると思う？」

いろいろ意見を言ってもらった後、「俳優さんは、顔よりも、声が大事だって言うよ。その役にぴったりの雰囲気で話すことが大事なんだ。だって、悲しいお話なのに、楽しそうにしゃべったり、楽しい場面で、つまらなそうにしゃべったのでは、調子が狂っちゃうでしょう?」といった前ふりをしてから、「今日は、○○くんにも、俳優にチャレンジしてもらいます。そのために、まず、声の調子を自分でコントロールする練習をするよ。明るい調子や、暗い調子に、変えて話すので、よく聞いて、できるだけ同じ調子でしゃべってね」

セリフ1
「怒ってる? 本当に悪かったね。ごめんなさい」

セリフ2
「筆箱を忘れてしまったんだけど、鉛筆を貸してくれませんか?」

セリフ3
「いま、ちょっといい? あの、よかったら、今度、一緒に遊ばない?」

進め方のポイント

トレーナーは、軽い調子や重い調子、すごく軽い調子や、すごく悲痛な調子など、声のトーンを変えて、まずやってみせます。子どもが、少しでも調子を近づけようと頑張れば、「すごくいいね」と、評価してください。

セリフを厳密に同じにする必要はありません。声の調子に合わせて、変えていってもかまいません。名優になり切って、少しオーバーに演技して、楽しみましょう。この場面では、どの調子がいいかなど、意見を出し合うといいでしょう。

ジェスチャーゲーム

対象：全年齢

これも、遊びながら社会的スキルを刺激するプログラムです。非言語的コミュニケーションを活発にしたり、表情や身振りを読み取ろうとすることで、非言語的なサインへの関心や感度を高めます。本来はグループで行うのに適したプログラムですので、きょうだいやお友達、家族に参加してもらうといいでしょう。

伝える内容を書いたカードを十枚程度用意します。内容は、参加する人のレベルや関心に合わせたものにします。例えば、「お風呂で泳いで、怒られている水泳選手」といったように、少しユーモラスな内容にするといいでしょう。

ジェスチャーをする人は、決して声を出さず、身振り手振りだけで、内容を伝え、他の人はそれを当てます。

③心の理論と見立て遊び

注意・関心の共有、模倣と情緒的チューニングという二つの段階がクリアされると、次の段階に進む準備が整います。

三番目の重要な段階は、相手の立場に立って考えたり、思いやる能力である心の理論（メンタライジング）の能力を獲得することです。

心の理論が育ってくるうえで、大きな指標となるのが、見立て遊び（ごっこ遊び）の発達です。心の理論の獲得にまで至っていない子どもでは、ごっこ遊びの面白さがわからないので、興味を示しません。その段階の子どもにとって、人形やおもちゃは、そのものでしかなく、それを誰か現実の人間として見立てるということが難しいのです。ままごとで作った料理を、食べるまねをするということも、その意味がピンときません。見立てるということは、その立場になることを想像するということであり、お母さんや学校の先生の立場に立って、その人のように振る舞うということにもつながるのです。

人形遊びや学校ごっこが楽しめるようになると、心の理論がだいぶ育ってきているということですし、そうした遊びを通して、さらに社会的スキルを身につけることができるのです。

ごっこ遊び

対象：幼児～小学生

ごっこ遊びは、想像力や表現力、言語力を身につけるとともに、相手に合わせる力を身につけたり、社会性を身につけることにもつながります。

進め方のポイント

まずは、お子さんの主体性を大切にするよう心がけます。また、トレーナーは常にお子さんと同じ目線になって、その状況や雰囲気を共有することが大切です。ストーリー展開に行き詰まってしまうような場合にも、「じゃあ、この続きはこうしよう！」と、急に現実世界へと戻してしまうのではなく、「ねぇねぇ、○○ちゃん、次は□□しない？」といったように、その役になり切ったままの状態で、上手にその先へと導いてください。

実際のトレーニング風景

Jちゃんは小学二年生。Jちゃんは、自分自身の気持ちや考えを、〝言葉〟を用いて直接的に表現することはあまりありませんが、ごっこ遊びや、絵を描くなど、〝遊び〟を通して表現し、伝えてくれます。

Jちゃんとは、約一年半、月に二〜三回の頻度でトレーニングを続けていますが、ほぼ毎回欠かさずごっこ遊びを取り入れてきました。その様子について、いくつか紹介しましょう。

●学校ごっこ　十八回目（授業中のある場面を再現）

この回では、Jちゃん（先生役）は、トレーナー（生徒役）に対して、「もっときれいな字で書かないとだめよ！」「授業中はしっかり、前を見て話を聞きなさい！」と注意したり、「先生の言うことが聞けないんだったら、廊下に立っていてもらいますよ！」と叱ったりすることが多くみられました。

➡終了後、トレーナーが〈今日のお話には、厳しい先生が出てきたね〉と振り返ると、Jちゃんは「うん。今日は怖い先生をやってみたかったんだよね」と話します。そこで〈Jちゃんの担任の先生はどう?〉と聞くと、「怒ったら、すっごく怖いんだよね。それに、細かいことをごちゃごちゃ言うの……」と、愚痴《ぐち》をこぼすように打ち明けました。

●学校ごっこ　四十三回目（お母さんが先生に対してクレームを言う場面を再現）

「今日は学校ごっこしよう〜」

〈うん、いいよ！〉

「じゃあ、今日はJが先生で、先生（トレーナー）は生徒とそのお母さんの一人二役なあ。先生がすっごく意地悪で、怖いってこと！　それで生徒は怖くて泣いちゃうの。それで、その子がお母さんにそのことを言って、お母さんが先生に怒りに行くっていうことにしよう！」

〈OK！　今日は〝先生が怖いバージョン〟の学校ごっこにするんだね〉
「そう。その方がスリルがあって、面白いもん！」

（ここから実際に、学校ごっこを始める）
生徒：〈先生、ここがわからないんですけど……〉
先生：「何でこんなこともわからないんですか！（きつい口調で返す）」
（学校で先生に叱られたことを、子どもは、お母さんに伝える。子どもから、話を聞いたお母さんは学校に行き、先生と話をする）
お母さん：〈うちの子が、〝先生のことが怖い〟って言ってるんですけど……〉
先生：「いいえ、それはお子さんの理解力が悪いだけです！　私はお子さんが全然勉強ができていないので、叱っただけです！」

➡終了後、トレーナーが〈Jちゃんがやってくれた先生、すごく怖かったわぁ～。迫力、あったよ〉と言うと、Jちゃんは「ほんとに～？　でも、これはママには言わないでね！　恥ずかしいから……」と、苦笑いを見せます。

うまくいく秘訣と工夫

Jちゃんとのセッションでもよくみられることですが、始める前にあらかじめ、「今日はこんなお話にしようね」と、大よそのストーリー展開を考えておいても、実際にごっこ遊びを進めていく中で、突然、登場人物が増えたり、思いもよらない方向へと話が広がっていくことがあります。そんなときも、トレーナーは無理に軌道修正しようとせずに、その子のイメージや、その子自身が思い描いている世界観を優先し、常に寄り添っていく姿勢を大切にします。

また、ごっこ遊びを通して、自分自身の本音や普段は言えない気持ちを表現していることもよくあります。実際にここで紹介したJちゃんも、学校で先生に怒られたときと同じようなシチュエーションをごっこ遊びの中で取り上げたり、日頃、お母さんが家族のために一生懸命働いたり、ご飯を作ってくれたりすることへの感謝を、遊びの中で間接的に表現したりします。遊びの中で表現されたことを一つひとつ丁寧に読み解き、共感することにより、その時々のお子さんの気持ちや考えが理解でき、それがお子さんが試練を乗り越えていくことにつながっていきます。

絵カードや写真を用いたお話づくり

対象：全年齢

言葉とスピーチのトレーニングのところでも紹介しましたが、絵カードや写真を用いて、その場面について語ってもらうトレーニングです。言葉やスピーチのトレーニングとして行う場合には、会話やお話をすることに重点を置くのに対して、社会性のトレーニングとして行う場合には、場面を読み取り、気持ちを想像することに重点を置きます。ただし、どちらの課題も抱えていることが多いので、両方のトレーニングとして行えばよいでしょう。

まずは、絵カードや写真に出てくる人や物を見て、想像してお話を作ってもらいます。質問を投げかけながら、想像を膨らませていきます。その後、社会的ルールについて話したり、相手の立場に立って気持ちを考えたりします。

きみは名探偵になれるか？

対象：全年齢

前のプログラムを応用発展させたプログラムです。映画のパンフレットや絵本などから、印象的な写真や絵を、まず一枚見せます。そして、何をしている場面か、登場人物はどんな人か、どんな気持ちでいるか、登場人物が複数いる場合には、どういう間柄か、お互いどう思っているか、これからどうなると思うか、などを〝推理〟してもらいます。

一枚だけで行うこともできますが、反応がよくて集中が続きそうなら、それに続く場面の写真や挿絵を、さらに何枚か順番に見てもらい、何が起きているかを想像して話してもらいます。

語ってもらった後で、実際にはどういう場面だったのかを、解き明かします。ただし、正解にとらわれる必要はなく、想像していたことと実際との違いなどについて話すとよいでしょう。

うまくいく秘訣と工夫

正解にとらわれずに、想像すること自体を楽しみましょう。「案外、人の気持ちはわからないもの。こちらが想像することとは、ずれることも多いから、決めつけすぎないことも大事」だということを学べるといいでしょう。

④能動的コミュニケーション

相手の気持ちを感じたり、それに応えたりする受動的コミュニケーションとともに、自分から助けを求めたり、自分の気持ちを言って、相手のかかわりや支援を引き出すといった能動的な働きかけも、コミュニケーションにおいて不可欠なスキルです。

自閉スペクトラム症の子や回避型（情緒的交流や親密さを避ける愛着タイプ）の子、不安緊張の強い子では、自分から話しかけたり、助けを求めたりということが苦手ですし、自分の気持ちを言うのは、もっと苦手です。そのため、不利益を蒙《こうむ》ったり、社会的経験の機会を逃してしまいがちです。能動的なコミュニケーションが苦手なために、消極的な自分に自信がもてず、自己イメージが否定的になることもあります。早い段階から、能動的なコミュニケーションのトレーニングをすることで、スキルを高めるとともに、自己効力感や自己肯定感を高めることにもつながります。

友達に声をかける

対象：全年齢

自分から声をかけられるようになるためのトレーニングです。本人の困りごとを拾い上げ、できるようになりたいという動機づけを行ったうえで、対話形式によるコーチングとロールプレイによる実践練習を行います。

実際のトレーニング風景

Mちゃんは、小学校三年生の大人しい女の子です。音に敏感で、掃除機の音を今でも嫌がります。とても緊張が強く、小学校一、二年のころには、授業中も微動だにせず、固まっていることも多かったと言います。自分から友達に声をかけることはまったくなく、一日中一言も口を利かずに学校から帰ってくるということも珍しくありませんでした。

当然、友達もできにくく、一人ぽつんと孤立していることが多かったようです。低学年のころは、それでも受け入れられていたのですが、他の女子間のかかわりが活発になるにつれて、すっかり取り残され、学年が変わったころから、学校に行くのを嫌がることも増えていました。この状況を変えていくためにも、友達とかかわれるソーシャルスキルの改善が必要でした。

プレイセラピーにすぐになじむと、自分からいろいろ話してくれるようになりました。そんなときの一コマを次に紹介します。

導入とコーチング

（表情がさえないMちゃんに）

〈何か困ったことでもあるのかな？〉

〈少しためらってから〉「M、休み時間に、お友達に〝遊ぼう〟って声かけたいけど、かけられない……」

〈そうかぁ。〝お友達と遊びたいなぁ〟って思うんだけど、声がかけられないんだね〉

「うん」

〈お友達と仲よく、一緒に遊びたいよねぇ〉

「うん」

〈Mちゃん、お友達に声をかけようと思ったとき、どんな気持ちになる？〉

「緊張する……」

〈そうだよね。〝何て声かけよう？〟〝お友達、一緒に遊んでくれるかなぁ？〟って思って、緊張するよね〉

「うん。それで勇気がもてない。〝断られたら嫌だなぁ〟って思うし……」

〈そうだよね。もし、〝無理〟って断られちゃったら、悲しい気持ちになるもんね。じゃあ今日は、声をかけるための勇気の出し方、ちょっとやってみよっか〉

「うん」

〈まずね、心の中で、〝頑張れー！〟〝きっとうまくいく！〟って、自分に声をかけてみるこ

とね。そしたら、だんだん、〝よし、頑張ろう！〟って、勇気が湧いてくるかもしれないよ〉

「うん」

〈でね、勇気が湧いてきたら、今度は思い切って、そのお友達に近づいてみようか〉

「うん」

〈その時にね、暗い顔で近づいたり、怖い顔で近づいたりしたら、どうだろう？〉

「嫌……」

〈そうだよね。お友達も、〝え、どうしたの？〟ってびっくりしちゃうよね。だからね、自然な感じで、笑顔で近づけたらいいね〉

「あぁ、そうかぁ」

〈うん。でね、相手のお友達に聞こえる声で、〝私も一緒に入れてほしいなぁ〟って声をかけてみようか〉

「うん」

〈他にも、例えば、〝何してるの？〟とか、〝楽しそうだね〟とか、きっかけになる言葉っていろいろあるよ〉

「そうかぁ～」

〈お友達に声をかける前に、お友達がどんなことをしてるか、ちょっと観察しながら、〝どんな言葉をかけようかなぁ〟〝今だったら、声かけていいかなぁ〟って考えてみるといいかもしれないね〉

「うん」

〈じゃあ、これから実際に練習してみようか。やってみる？〉

「うん。やりたい」

ロールプレイ

トレーナーが、友達役になって、実際のやりとりを練習します。うまく受け入れてくれる場面だけでなく、断られたり、気づいてくれなかったりする場合も想定して、いくつものパターンで、トレーニングするとよいでしょう。

最悪の事態が起きたとしても、対応の仕方がわかっていれば、それだけで不安は低下します。ロールプレイに慣れないうちは、言葉もスムーズに出ないのが普通ですが、慣れてくるとめきめき上達していきます。

Mちゃんの場合、言葉自体はしっかり育ってきており、緊張や不安、拒絶されることへの恐怖といったことが、コミュニケーションを妨げていたので、ロールプレイでのトレーニングは、非常に効果的でした。

学校でも、今月の自分の目標を、「友達に話しかける」にして、担任を驚かせました。担任の先生や周囲の級友が温かく見守ってくれたこともあり、実際に自分で声をかけられる日も増えてきました。

何か困ったことやトラブルがあると、Mちゃんは自分から、対処の仕方について相談してきたり、ロールプレイをしたいと言うようになりました。そうした備えをすることが、本人の安心と自信につながっているようでした。

三年生が終わるころには、親しい友達が二人もできて、学校にも嫌がらずに通えています。

うまくいく秘訣と工夫

いきなり問題解決やトレーニングから入るよりも、まず遊びなどを共有する中で、安心できる関係を作ることが第一です。そのうえで、本人の困りごとを拾い上げ、一緒に対処を考えたり、実際にロールプレイをして、練習を積むという流れが、とても効果的です。ロールプレイでは、先にも述べたように、うまくいかない場合への対処も、練習しておくことが大切です。

困っていることを伝える

対象：全年齢

何か困ったことが生じたときや、どうすればよいのかわからなくなったときに、自分の気持ちや考えを整理し、それを伝えるトレーニングです。ただ困りごとを伝えるスキルではなく、自分の気持ちを明確にするプロセスも重視します。

進め方のポイント

困っていることを、相手にただ丸投げするのではなく、自分はこうしたいのだが、どうしたらいいかわからないということを、きちんと説明できることを大切にします。そのためには、「自分は今、どうしたいのか？」ということを、はっきり言葉にし、そのために何ができるかを考えます。

実際のトレーニング風景

Ｃちゃんは中学二年生。小学校時代からコミュニケーションを図ることに苦手意識を感じていて、友達もあまりできずにいました。中学校入学後も、友達ができず、中学一年生の間は、学校にも行きづらい日々が続いていました。

Ｃちゃんとは、約半年、月に二回の頻度で、セッションを続けてきています。セッションを始めたころは、表情も乏しく、自発的な会話はもちろん、こちらが投げかけた質問に対しても、反応が返ってくることはほとんどありませんでした。それでも、Ｃちゃんの好きな遊びを共有していく中で、少しずつ言葉のキャッチボールができるようになり、最近では自分の気持ちや考えを言葉で表現することも、少しずつできるようになってきています。

次は、Ｃちゃんとのトレーニングでのやりとりの一例です。

〈Ｃちゃん、普段、おうちとか学校にいるときに、〝これ、どうしたらいいんだろう？〟って困ること、ないかなぁ？〉

「よくある……」

〈よくあるかぁ〉

「うん」

〈じゃあ、そういうときってどうしてるかなぁ？〉

「家にいるときはお姉ちゃんに聞く」

〈うん、うん。そうよね。困ったことがあったら、誰かに聞いてみるといいよね〉

「うん。でも学校だったら聞けない……」

〈聞けない……〉

「何か聞きづらい。だからとりあえず、自分で考えてやってみる。でも、それでもわからなかったら、困ってしまう……」

〈そうか、そうかぁ。わからないことを誰かに聞いて解決したいなぁ、助けてもらいたいなぁって思うんだけど、誰に、どうやって聞けばいいかわからなくて、困っちゃうこともあるかな……〉

「うん。そんな感じ」

〈そういうときね、自分はどうしたいのか、そのために自分にできることは何か、二段階に分けて考えてみるといいよ〉

「へぇー」

〈例えばね、今日、持って来ないといけなかった英語の宿題を、おうちに忘れて来ちゃった

としようか〉

「うん」

〈そのとき、英語の先生に、〝宿題を持って来るのを忘れました〟って伝えるだけでもいいけど、それだと、先生も、〝そうですか〟〝わかりました〟で終わっちゃうかもしれないね〉

「うん」

〈ここで大事なことは、自分がどうしたいか？っていうこと〉

「うん」

〈Cちゃんだったら、こういうとき、どうしたいと思うかなぁ？〉

「（少し考えたのち）明日か、今日の放課後に持っていきたい」

〈そうそう。そうよね。その考え、ばっちり！　じゃあそのためにはどうしたらいいかなあ？〉

（しばらく困った表情を見せる）

〈先生に、その気持ち、何とかして伝えたいねぇ〜〉

「うん」

〈何て言ったらいいだろう？〉

「英語の先生に、〝今日の放課後か、明日に持って来てもいいですか？〟って聞いてみる」

〈そうそう。そうよね。そうやって自分がどうしたいか伝えられたら、先生にもCちゃんの気持ちがきちんと伝わるし、そのうえで、じゃあどうすればいいのか、きっと先生も一緒に考えてくれるよね〉

「うん」

うまくいく秘訣と工夫

「こんなとき、○○ちゃんだったらどうする？」と、さまざまなシチュエーションを想定し、練習を積み重ねていきます。

お子さんの年齢や置かれている状況を想定し、その子自身が経験しそうなシチュエーションを取り上げるとよいでしょう。子どもから、「こんなとき、私だったら、こうするかなぁ？」「私だったら、こうしたい！」と、自分の考えが述べられたときには、「たしかに、その方法、いいね！」と、その子自身の考えを認め、肯定することを基本にします。そのうえで、「こういう考え方もできないかなぁ？」「こういうときには、こんな方法もあるよ」と、異なる視点や方法を提示することで、その子の視野を広げることにもつながります。

⑤共感的、相互的応答

能動的なコミュニケーションと受動的なコミュニケーションの両方が育ってくることで、初めて相互的なコミュニケーションがスムーズに行えるようになってきます。両者がかみ合った双方向のコミュニケーションがうまくいくためのポイントは、共感的な応答ができるかということです。

言葉のキャッチボールがうまくできるためには、自分の立場だけでなく、相手の立場に立って、ある程度、状況が見えている必要がありますし、相手の投げかけた言葉に反応して、ふさわしい答えや話題を思いつくことも求められます。それはとても高度なスキルだとも言えるわけですが、われわれはそれをどうやって身につけていくのでしょうか。

それは、キャッチボールの練習と似ています。投げては投げ返してという繰り返し、つまり会話を積み重ねることによってです。その場合、下手な相手とキャッチボールをしても、お互いに暴投して球拾いに走ってばかりで練習になりません。ちょうど手ごろなところに投げてくれて、少々外れたボールでも、キャッチしてくれる相手と練習することが、もっとも効率よい練習となるのです。

相手をしてもらう中で、初めて身につくスキルだと言えます。トレーナーはその子のレベルに合わせて会話を調整し、その子に共感的な応答を繰り返すことで、その子の中に、その技術を育んでいくのです。そうしたかかわりを根気よく続けていくことで、片言の会話から、豊かな相互的応答へと発達が促されていきます。

心の理論の発達は、いくつもの段階がある長い道程だと言えます。見立て遊びができたり、物語を主人公の立場で理解できるようになったからといって、自分が実際の場面で、相手の気持ちに配慮しながら振る舞えるかというと、そう簡単にはいきません。

状況に応じて、他人の気持ちや意図を理解したりすることは、大人であっても、いつも的確にできるわけではありません。人の心は、外からはわからないブラックボックスです。正解はないわけですが、あまり大きくずれることなく理解し、相手が求めていることに合わせて行動することは、円滑な社会生活には不可欠なスキルだと言えるでしょう。

その意味で、共感的コミュニケーションのトレーニングは、社会的スキルのトレーニングにおいて、とても重要なテーマとなります。誰かと友達になったり、親密な関係を作るためにも、信頼関係を育むためにも、共感的コミュニケーションが欠かせないからです。

共感的なコミュニケーションの基本的スキルは、相手と仲よくする、相手の話を聞く、相手の気持ちを考えた受け答えをすることです。実際に最近あった困った状況などと関連づけて、テーマや題材を決めるとよいでしょう。こんな場合はどうしますか、といった場面を設定して考えるのも、有効な方法ですし、それを実際にロールプレイでやってみると、さらに定着につながります。

会話のキャッチボール練習

対象：小学生以上

言葉のやりとりが苦手で、話の聞き方や続け方がわからないと、一方的に話したり、話がかみ合わなかったりして、友達との関係にも支障をきたします。

双方向のコミュニケーションがうまくいくためには、相手の言葉を受け取ったら、相手に投げ返し、また受け取るという「会話のキャッチボール」ができる必要があります。それを、まるでキャッチボールの練習をするようにトレーニングするのが、このプログラムです。

ボールを落とさないように、交互にキャッチボールを続けるように、会話のボールを投げ合います。話題をいくつか決め、話題に沿った会話を交互に行います。一人がしゃべりすぎるのではなく、一言か二言しゃべったら、相手に必ず話を返すようにします。目標時間を決めて、相手の話に何回乗れるかにチャレンジします。

進め方のポイント

うなずきや、あいづちのスキルを指導し、モデルを示します。質問に答えるだけでなく、自分がされた質問を繰り返したり、言い直したり、少しだけ話を広げたりしながら、その話題に関連することを答える練習を行います。

実際のトレーニング風景

小学五年生のKくんは、自分の興味のあることは一方的にしゃべるものの、学校でも自分の興味のない話は聞かず、遮ってしまったり、あからさまに興味がない態度を取ってしまうお子さんでした。

〈さぁ、今からKくんに野球の話をするよ。でも先生は○○ファンだから（Kくんの好きなチームではない）。それでも飽きずに、先生に合わせて質問してね。まずは三分続かせよう。一緒に頑張ろうな〉

最初は、「無理、長すぎる」「そんなにしゃべることない」と言っていましたが、トレーナーがＫくんの発言に笑顔でうなずいたり、オッケーサインを出したり、話をふったりする中で、徐々に返答もできるようになり、どうにか目標もクリアしました。

「何とかいけた！」と、Ｋくんもうれしそうに声を上げます。

その後も、少しずつ目標時間を長く設定し、挑戦を繰り返していきました。質問をするために、相手の話をよく聞くようになるという変化もみられます。カウンセラーのお株を奪うように、こちらの興味に寄り添おうとする姿勢がみられたのには驚かされました。

聞くスキルを身につける

対象：全年齢

相手の話していることに興味関心を向けるとともに、適切なタイミングで、自分の思ったことを返したり、疑問に思ったことを投げかけたりする訓練です。

進め方のポイント

「会話」というと、「うまく話さなければ」「何を話したらいいんだろう？」と、つい、「話すこと」に注意が向きがちですが、上手な「会話」のためには、「話すこと」だけでなく、

「聞くこと」も大切だということをまず、お子さんに伝えます。そのうえで、うまく「聞く」にはどうすればよいのか、具体的に例を示したり、ロールプレイを取り入れながら練習します。

実際のトレーニング風景

Tちゃんは小学四年生。幼少期より人見知りが強く、母子分離にも強い不安がみられました。小学校入学後も、他者とのかかわりに不安や緊張を感じやすく、自分から友達の輪の中に入っていくことができませんでした。

Tちゃんとは、約三か月、月に二回の頻度でトレーニングを続けてきました。トレーニングを始めたころは、常に緊張した面持ちで、表情も強《こわ》ばっていることが多かったのですが、最近では、自分が経験したことや感じたことも話せるようになっています。

セッションの一例を紹介します。

導入とコーチング

〈私もそうなんだけど、誰でもね、特に初めての人とお話しするときってすごく緊張すると

思うんだよね。Tちゃんはどうかなぁ？〉

「緊張する……」

〈緊張するよね。例えば学校だったらどうかなぁ？　先生とかお友達とお話しするとき……〉

「優しい先生だったら話せるかな。でも、クラスの子と話すのは、いっつも緊張する」

〈そうかぁ。今ね、Tちゃん、〝優しい先生だったら話せる〟って言ってくれたけど、たしかにそういう印象って、大事よね。Tちゃん、他にはどんな人だったら、〝この人、話しやすそう〟って思うかなぁ？〉

「うーん……」（しばらく考えるが、なかなか言葉が出てこない）

〈例えばね、Tちゃんがお話ししてるときに、ニコニコ、明るい表情でお話を聞いてくれる人と、下を見て、ちょっと怒ったような顔とか、ムスッとしたような顔で聞いてくれる人だったらどう？（実際に顔の表情をつけながら説明する）〉

「ニコニコしてくれてる人の方が話しやすい」

〈そうよね。怒った顔の人とお話しするのは怖いし、不安になっちゃうよね……〉

「うん」

〈あとは、例えば自分がお話ししてるとき、〝うん、うん〟〝へーそうなんだ！〟ってうなずきながら聞いてくれる人と、あまり反応がなく黙って聞く人とだったらどうかなぁ？〉

「うなずいて聞いてくれる人の方がいい」

〈そうよね。反応がないと、〝私の話、面白くないのかな……〟〝興味ないのかな……〟って思っちゃうよね。

今、いくつか挙げたみたいにね、お話しするときって、〝こんなことに気をつけたら上手にお話しできるよ〟〝楽しくお話できるよ〟っていうコツがあるんだよね〉

「うん」

〈〝お話しする〟って言うと、どうしても話をすることだけが大事って思いがちだけど、実は、お友達のお話を、どれだけ興味をもって聞けるかっていうのも、すごく大事なんだよね〉

「そうか」

ロールプレイ

「聞くこと」の大事さについて理解が深まったところで、実際に、あるテーマに沿って、会話のキャッチボール練習（ロールプレイ）に取り組み、定着を図ります。ロールプレイでは、まず、トレーナーが話し手になり、Tちゃんが聞き手役をしますが、途中から、役割を入れ替えます。

例：〈私、昨日、出かけてきたんだ〉

「へぇ。そうなんだ。何しに行ったの？」

〈テレビで、〝行列のできる料理屋さん〟っていう特集をしていたんだよね。そこで取り上げられていたお店に行ってみたんだ〉

「へぇ、いいなぁ〜。どんなお店？」

〈イタリアンのお店でね、スパゲティがすごくおいしいんだよ〉

「どうだった？　おいしかった？」　など

相手の言葉をなぞったり、相手の発言について感心したり、質問したりするスキルを身につけるようになると、自分が何か話さないと会話に加われないという思い込みが薄らぎ、話すことへの苦手意識が徐々に消えていきます。

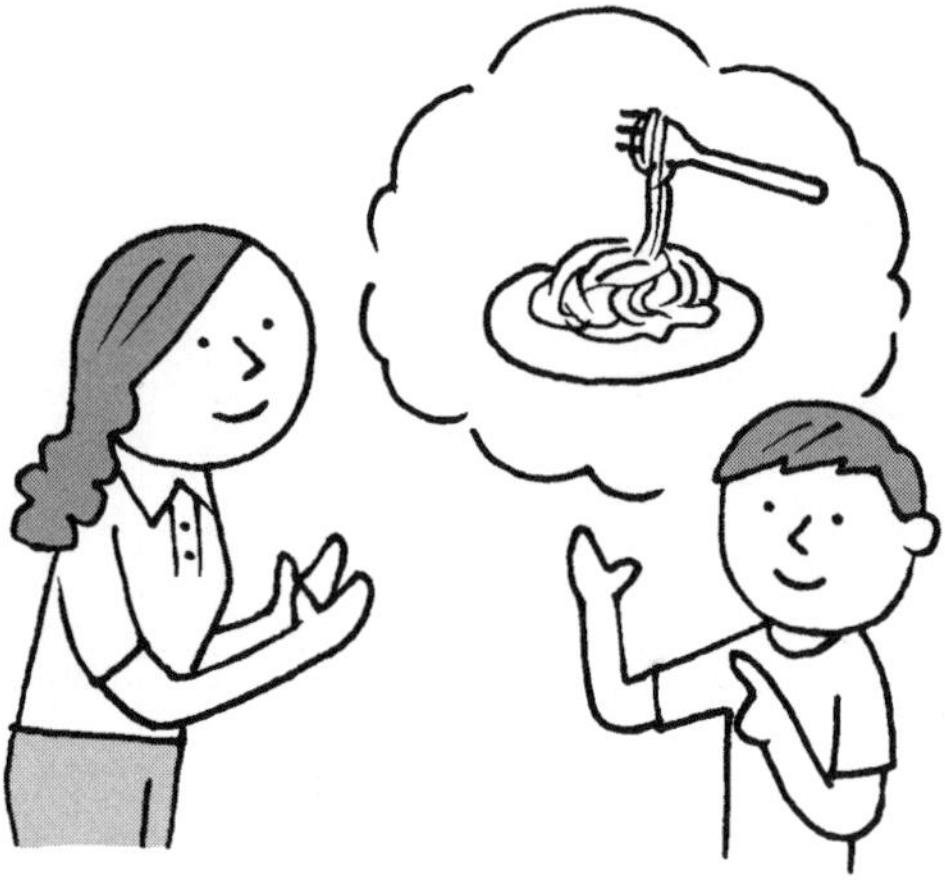

うまくいく秘訣と工夫

自分が話し手のときに、どんなふうに聞いてもらえるとうれしいか、話しやすいかといった視点から捉えると、お子さんも「聞くこと」の大切さが実感できると思います。さらに、実際にトレーナーが、「よい例」と「よくない例」をやってみせることで、どんな聞き方がよりよい聞き方なのかが理解しやすくなり、実践にも結びつきやすいでしょう。

⑥常識的なコミュニケーションと暗黙のルール

発達に課題がある子の場合、社会常識や暗黙のルールといったことが、自然にはなかなか身につきにくく、その点がわかっていないために、悪気なく周囲の顰蹙《ひんしゅく》を買ってしまったり、相手を不快にすることを言ってしまったりということが起きやすいと言えます。その結果、その子自身は何も悪いことをしたつもりはないのに、冷たい態度をとられたり、傷つけられたりということになることもあります。

早い段階から、社会常識や暗黙のルールをかみ砕いて教えてあげれば、こうした事態を防ぐことができます。実は、子どもたち自身も、そうした暗黙のルールがわからずに困っていることが多く、きちんと教えてあげると、そういうことなのかと納得して、適正な行動をとれるようになります。

この場合のポイントは、あまり押し付けにならないように、一緒に考えていくというスタンスをとることです。自分から見つけ出していくのを手伝うという産婆役《さんばやく》が理想です。

低年齢の子どもでも入りやすいように、遊びやすごろくに、そうした内容を盛り込んだものを使うのもおすすめの方法です。

SST輪投げ、釣りゲーム

対象：幼児〜小学校低学年

賞品の品物に点数を貼り、その裏に対人関係場面での質問を書きます。輪を投げて、賞品にきれいにかかると、質問に答える権利を獲得します。答えることができると、賞品に表示された得点が得られます。

質問には、社会的な常識や友達関係のルール、やらなければいけないこと、やってはいけないことなどに関するものを、用意します。その子の現実の課題に応じた内容を盛り込むとよいでしょう。

そのヴァリエーションで、低年齢の子に根強い人気があるのが、SST釣りゲームです。クリップをさした魚絵カードを床に置きます。釣りざお（割り箸に糸をつるし、磁石をつける）で魚を釣ります。絵カードの裏には、点数と質問があり、質問に答えられると、点数と魚が得られます。質問の内容は、SST輪投げと同様です。

手で直接カードを取るよりも、視覚・空間的なトレーニングを合わせることで、より楽しみが増します。

SSTすごろく

対象：小学生〜中学生

ご家庭で、気軽に取り組む方法としては、市販されているソーシャル・スキル・トレーニング用のテーブルゲームを活用するのもよいでしょう。その中で、お勧めの一つが、「SSTすごろく」です。

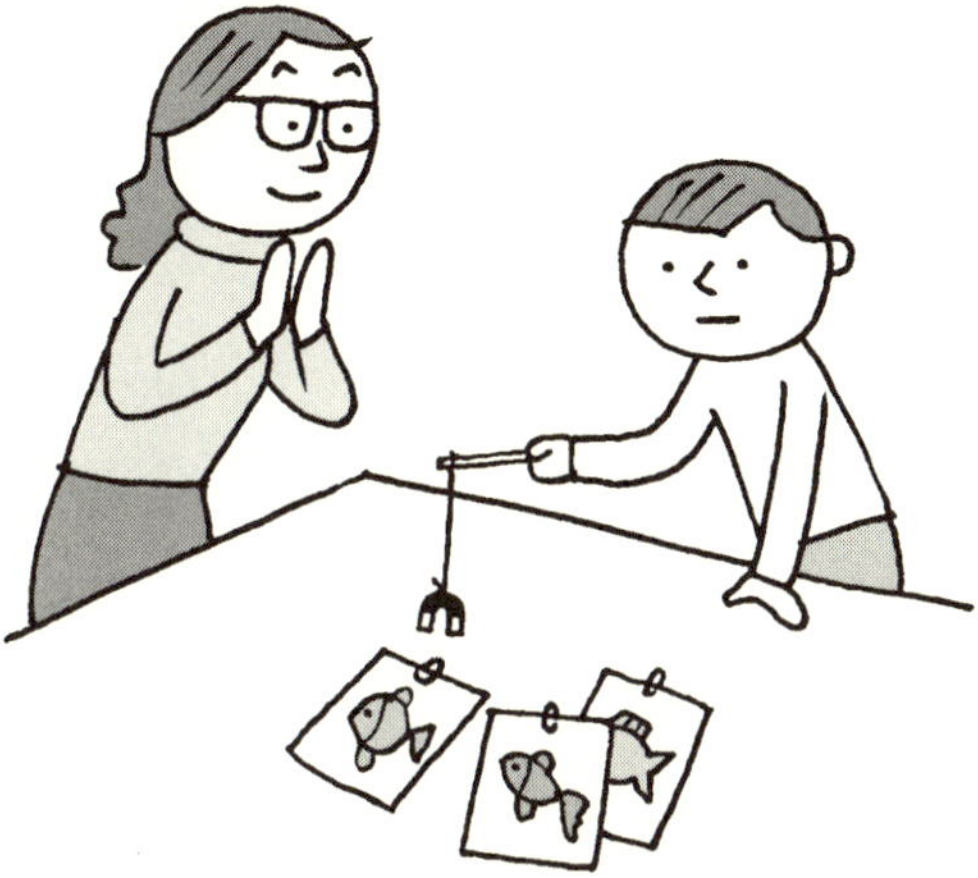

SST釣りゲーム

じゃんけんで順番を決め、サイコロを転がし、出た目の数だけ進みます。そこに書かれた質問をみんなで一緒に考え、意見を出し合います。

進め方のポイント

ごほうびや得点があればやる気が出ます。ルールを確認し、順番を守る練習にもなります。自己主張することが難しいお子さんには、多少的確でない答えでも、話せたことに対して肯定的な評価を返すことが大切です。他の意見も出し合うことで、いろいろな視点から物事を見る練習にもなります。

実際のトレーニング風景

Fくんは、不安が強いタイプの小学四年生のお子さんです。自分の意見を言うことにはためらいがあり、問われても「何もない」と言うのが常です。仕方なくトレーナーが答えると「そうそう、それやな」と言うのが決まり文句になっていました。間違いを恐れ、最初はトレーナーに合わせることがほとんどでした。

SSTすごろくも、オープンクエスチョンではなく、トレーナーが三択の選択肢を用意するようにしました。そこから、自分の意見を言うことができるようになり、気楽に楽しむこともできるようになりました。それをきっかけに、少しずつ自分の考えを話すようになり、やがて、自発的な主張もできるようになりました。

状況に応じた声かけを覚えよう〜挨拶の仕方〜

外出するときや、家に帰って来たときなど、さまざまなシチュエーションを想定しながら、そこではどのような声かけ（挨拶）をすればよいかを考える低学年向きのトレーニングです。

進め方のポイント

「どんなときに、どんな声かけをすればよいのか」ということを考えるためには、具体的な状況をイメージする必要があります。そのため、例えば「学校生活」のある場面を取り上げる際にも、「ここは学校です」というような一般化した言い方ではなく、「ここは学校の職員室です。職員室の中ではたくさんの先生たちが、お仕事をしたり、他のお友達とお話をしたりしているよ」「○○くんも学校でそんな様子、見たことないかなぁ?」といったように、できるだけ具体的にその状況を伝えるようにします。

実際のトレーニング風景

Aくんは、小学一年生の男の子。最初のころは、落ち着きがなく、セッション中もウロウロしてばかりでした。半年余りのトレーニングで、だいぶ話に集中できるようになりましたが、状況が読み取れないところもあります。

〈Aくんは、朝、学校に行くとき、いつも何て言ってるかなぁ?〉

「いってきます!」

〈うん、そうだね。〝いってきます〟って言うよね。じゃあ、Aくんは誰に、〝いってきます〟って言ってる？〉

「お母さんとか、おばあちゃん」

〈うんうん。ちゃんと出かける前に、みんなに挨拶してるんだね！〉

「うん！　してるよ！」

〈じゃあ、おうちに帰って来たときは？〉

「ただいま！」

〈うん、うん。そうだよね！　じゃあ、Aくんが〝ただいま〟って言ったら、おうちの人は何か言ってくれる？〉

「〝おかえり〟って言ってくれる！」

〈そっかぁ！〝おかえり〟って言ってもらえると、うれしいよねぇ。じゃあ、Aくんは、ママがお仕事から帰って来たとき、〝おかえり〟って言ってあげてる？〉

「うーん……。たぶん……」

〈きっと、ママもおうちに着いて、Aくんに〝おかえり〟って言ってもらえたら、うれしいと思うよ〉

「うん」

〈じゃあさぁ、おうちに誰か来たときは？　例えばお友達がおうちに来てくれたら、何て言おうか？〉

「〝いらっしゃい！〟って言う」

〈おぉ、いい感じ！〝いらっしゃい〟って言って、迎えてあげるのね。じゃあ、お友達が帰るときには何て言う？〉

「〝さようなら。また遊ぼうね〟って言う」

〈なるほどね！〝また遊ぼうね〟って言ってあげるの、いいね！　そう言ってもらえたら、お友達もうれしいね。じゃあさぁ、学校で職員室に入るときはどうかなぁ？〉

「職員室って……？」

〈先生たちがいるお部屋。授業の準備をしたり、会議をしたりするお部屋だね。Ａくん、職員室って行ったことないかなぁ？〉

「あぁ、あそこかぁ！　あそこに入るときは……（しばらく考える）。わかった！〝お邪魔します〟って言う！」

〈〝お邪魔します〟って言うかぁ。たしかに、誰かのおうちに行くときは、〝お邪魔します〟

って言ってから、おうちに入るよね。でもね、学校の職員室に入るときは、〝お邪魔します〟よりも、〝失礼します〟って言った方がいいかな〉

「あぁ、そうかぁ～」

〈じゃあ、職員室から出るときはどう？　何て言って、出ようか……？〉

「〝失礼しました〟って言う！」

〈そうそう。ばっちり！〉

うまくいく秘訣と工夫

初めは、「こういう場面では、こういう声かけをするよ」といったように、お決まりのフレーズを伝え、実際に使えるように練習するところから始めるといいでしょう。やりとりに慣れてきたら、例えば、朝起きたときに「おはよう」と挨拶するのに加えて、「今日はよいお天気だね」と付け加えるといったように、その声かけに、さらにワンフレーズ付け加える練習をしていきます。こうすることで、より一層、広がりのあるやりとりを身につけることができます。

こんなとき、どうする？

対象：全年齢

　少し対応が難しいストレス状況を想定して、どう乗り切るかを考えてもらうトレーニングです。コーピング力（問題に対処する力）を高めるとともに、暗黙の社会的ルールを学ぶことになります。

　自分が何かしらのミスをしてしまい、そのために相手を怒らせてしまうといった場面は、家庭や学校生活場面でよく見られます。そのようなとき、どうやって対処していけばいいのか、また、相手との関係をどのように立て直していけばいいのか、その方法について取り上げます。

進め方のポイント

　まずはその子自身のこれまでの経験について振り返ってもらいます。今まで自分はその状況にどのように対応してきたのか、うまくいかなかった体験がある場合には、なぜうまくいかなかったのかを、掘り下げて考えるところから始めるのがよいと思います。そのうえで、トレーナーより、〝そんなときには、こんな方法があるよ〟〝こんなことに気をつけるといいね〟と、具体的に、対処の仕方について提案していきます。

実際のトレーニング風景

導入

〈Gくん（小学二年生）さぁ、おうちとか学校で、〝うわ、やばい！　怒られそう！〟って思ったこととかってない？〉

「えー、どうかなぁ？」

〈例えば、おうちで、ついついゲームに集中しすぎちゃって、宿題がやれてなくて……。それでお母さんに怒られた……とか〉

「あぁ、そういうことかぁ。それだったらなぁ……。（思いついたように）あ、あった！　弟とケンカしてるときに、お母さんとかお姉ちゃんに怒られた！」

〈そうかぁ。弟とケンカしてるときに、お母さんとかお姉ちゃんに怒られるのかぁ。Gくん、そうやって怒られたときとか、怒られそうになったときって、いっつもどうしてる～？〉

「〝ごめん〟って謝る！」

〈おぉ、そうよね。自分が悪かったなぁって思ったら、ひとまず謝るよね〉

「うん」

〈あとね、実はその謝り方にも、いろいろ大切なことがあるから、今日はそのお勉強をやってみようと思うんだよね〉

「へぇー」

場面で考える

設定場面　Gくんは、友達と三時に公園で待ち合わせをしていました。でも、Gくんは、お母さんとお買い物に行っていて、すっかりその約束を忘れてしまっていました。友達は怒って、公園で待っているかもしれません。こんなとき、どうしたらいいですか？

〈Gくん、この場面だったらどうかなぁ？　もしGくんだったら、どうする〜？〉

「えー、そうだなぁ……（しばらく考える）」

「わかった！　そのお友達のところに行って、〝ごめんね。お母さんとお買い物に行ってたんだよ。明日は絶対に三時に公園に行くね〟って言う」

〈おぉ、なるほどね。お友達のところに行って、まず謝って、そのあと、明日の約束をするんだね〉

「そうそう」

〈たしかに、またお友達と遊びたいもんねぇ。でもね、〝明日は絶対に三時に公園に行くね〟って言っちゃうと、Gくんの気持ちだけを一方的に、お友達に伝えることになってしまってないかなぁ〜?〉

「え?(不思議そうな表情を見せる)」

〈Gくんは明日の三時に遊べても、そのお友達は明日の三時に遊べるかどうか、わからないよね……〉

「あぁ、習い事とかあるかもしれないもんなぁ〜」

〈そうそう。そうだよね〉

〈あとね、今回、遊ぶ約束を忘れちゃったのは、自分だよね?〉

「うん」

〈約束を忘れちゃった方が、相手のお友達の気持ちを聞かずに、〝次はこうしよう!〟って一方的に決めようとしちゃうと、どうかなぁ……？　相手のお友達も、〝今日の約束忘れたの、Ｇくんの方なのに……〟〝ほんとにごめんって思ってるのかなぁ？〟って思っちゃうかもしれないね〉

「そうか……」

〈だからね、例えば、〝今日は約束、忘れちゃってごめんね〟って、まずは丁寧に謝って、そのあとで、〝僕、また○○くんと遊びたいんだけど、明日は遊べないかなぁ？〟って、一回、相手のお友達の都合を聞いてみるといいね〉

「あぁ、そっかぁ」

〈どんな場面でもね、もし何か自分のミスで、相手の人を怒らせちゃったときは、まず丁寧に謝ることとね。そのあと、自分がどうしたいのかっていうことを、きちんと伝えられるといいね〉

「うん、わかったー」

ロールプレイ

気づいたこと、学んだことを、実際にロールプレイで実践して、定着を図ります。

言っていいことと、悪いこと

対象：全年齢

日常生活場面には、「暗黙の了解」として理解されている事柄がたくさんあります。しかしながら、相手の立場に立って考えたり、相手を思いやる力に弱さがみられると、こうした「暗黙の了解」もなかなか習得しづらいものです。ここでは、「暗黙の了解」とされている事柄を理解し、日常生活場面へと活かしていくためのトレーニングを紹介します。

実際のトレーニング風景

場面設定とコーチング

アキちゃんは、ナツコちゃんのお母さんのことを見て、〝ナツコちゃんのお母さんって太ってるね〟と言っています。この状況について、どう思いますか？

〈Aちゃん（小学二年生）、こんなときさぁ、ナツコちゃんとか、ナツコちゃんのママはどんな気持ちになっただろう〜？〉

「えー、わからない……。別に何も思わないんじゃない？」

〈何も思わないかぁ～〉

「うん。私だったら、何も思わないと思うよ！」

〈人と人がかかわるときってね、言っていいことと、言わない方がいいことがあるんだよね〉

「へぇ～」

〈例えばさぁ、言っていいことってどんなことだろうねぇ？〉

「楽しいこととか、うれしいこと？」

〈そうだねぇ！　自分も相手も、お互いに楽しい気持ちとか、うれしい気持ちになれることは、いっぱいお話しできたらいいねぇ！〉

「うん。〝遊園地に行った！〟とか」

〈そうそう。楽しい出来事のお話とかね！　あとは例えば、〝その洋服、可愛いね！　似合ってるね！〟とか、〝さっきの国語の発表、上手にできたね！〟とか〉

「うん、うん」

〈じゃあさぁ、反対に言わない方がいいことってどんなことだろう？〉

「○△□！」

〈そうよね。Aちゃん、クラスの男の子から、〝○△□〟って呼ばれて、悲しい気持ちになるって、前に言ってたよね〉

「うん。すっごく嫌！」

〈そうそう。言われた人が、悲しい気持ちになったり、イライラしたり、嫌な気持ちになったりすることは言わない方がいいよね〉

「うん」

〈じゃあ、そういう言葉って他に、例えばどんなのがあるかなぁ？〉

「わからん……」

〈例えば、今、お話ししている、〝太ってる〟っていうのもその一つなんだよね〉

「え、そうなの？」

〈うん。太ってるとか、背が低いとか、体型のことは、けっこう気にしてる人が多いんだよね〉

「へぇ、そうなんだ」

〈だからね、もし、〝この人、太ってるなぁ〟とか、〝小さいなぁ〟って思ったとしても、そ

れをそのままその人とか、その人の家族には言ったりしない方がいいね〉

「そうかぁ」

〈他にも、例えば、〝走るの遅いね〟とか、〝その服、似合ってないね〟とか、〝変な髪型〟とか……〉

「言っちゃいけないことって、いっぱいあるんだね」

〈うん。ついつい言いたくなっちゃうことってあるけど、でも、そのことを気にしてたり、言われて傷ついたりすることってけっこうあるから、それは気をつけないとね〉

「うん、わかった！」

ロールプレイと応用練習

さらにレベルを上げたトレーニングとしては、同じ事実を言うのでも、相手を傷つけない言い方ができないか、考えてもらうことも、社会的センスを磨くことにつながるでしょう。

先ほどの例で言えば、太っているという事実に触れないということも一つですが、もっと思いやりのある言い方はないか、一緒に考えてみるのです。友達の算数のテストの成績が、自分より悪いと知ったとき、どんなふうに言えば、相手を傷つけない言い方ができるかとか、鉄棒で逆上がりができないお友達に、どんな言葉をかけたらいいかなどについて考えてもらい、ロールプレイで定着を図ります。

うまくいく秘訣と工夫

「暗黙の了解」を伝えるときは、ただ、「○○は言ってはいけない」と教えるのではなく、できるだけ丁寧に、具体的な場面やその理由も伝えていくことが大切です。そのルールが作られている背景や意味をきちんと伝えることで、お子さんの理解は深まり、実際の生活場面へと取り入れていきやすくなります。

声の大きさを考えよう～声の大きさ五段階表～

対象：全年齢

相手の気分に合わせて、その場にふさわしい会話をするためには、声の大きさやトーンを相手に合わせることも大切です。また、狭い場所で話すのか、広い場所で話すのか、あるいは、一対一の場面で話すのか、集団場面で話すのかなど、そのときどきの状況に応じて、私たちは声量を使い分けることを求められます。

発達に課題があるお子さんでは、場面に関係なく大きな声を出してしまったり、相手の声の調子に合わせられず、相手からすると違和感を覚えてしまうということも起きやすいと言えます。

ここでは、声の大きさを相手に合わせたり、状況によって使い分けられるようにするためのトレーニングを紹介します。

進め方のポイントと工夫

「声が大きすぎます」「もっと小さな声で話しましょう」といったような曖昧な伝え方では、どのくらいの声の大きさで話せばいいのかがわからず、お子さんは戸惑ってしまいます。そこで役に立つのが、〝声の大きさ五段階表〟です。

〝声の大きさ五段階表〟を提示しながら、トレーナーが実際にその声量をモデルとして見せてあげると、お子さんは声の大きさの違いを実感しやすくなります。さらに、〈じゃあ、今、聞こえてきた声と同じ大きさでお話してみてくれる？〉と、実際にお子さんにもその声量で声を出してもらうことで、声量を調整する力が身についていきます。

実際のトレーニング例

まず初めにレベル0からレベル5まで、それぞれの声の大きさをトレーナーがモデルで示します。

レベル0：声を出さない（授業中など）
レベル1：とても小さな声（赤ちゃんの前で声を出すときなど）
レベル2：小さな声（コソコソ話をするときなど）
レベル3：普通の声（お友達と話をするときなど）
レベル4：少し大きな声（みんなの前で発表するときなど）
レベル5：大きな声（誰かに助けを求めるときなど）

その次に、お子さんにも同じ大きさで声を出してもらいます。

〈もし、お友達の耳元で、〝わー！〟って大声を出したら、そのお友達、どうなるかなぁ？〉

「わかんない……」

〈じゃあ、逆の立場だったらどう？　自分の耳元で、お友達に〝わー！〟って大声を出されるの……〉

「うるさいし、嫌だね……。耳がおかしくなっちゃう」

〈そうだよね。だからね、Aちゃんもお友達の耳元では、大声は出さないように気をつけた方がいいよね〉

「うん」

ロールプレイ

その後、いくつか場面設定して、声の大きさを意識しながら、ロールプレイを楽しみます。声の大きさを調節するだけで、言葉の表現や雰囲気が豊かになるということを味わえるといいでしょう。

うまくいく秘訣と工夫

モデルを提示するときは、その違いがはっきりわかるように、少々大げさにやってみてもよいかもしれません。また、お子さんが声の調整に慣れてきたら、実際に、〝今からコソコソ話をしてみましょう〟といったように、ある場面を想定して、実践練習をしてみるとよいでしょう。

チェックリスト6

実践的な社会的スキル

（1）相手を誘ったり、相談したり、頼み事をすることができる。
①とても　②いくらか　③あまり　④まったく

（2）困っている人を助けたり、思いやりを示したりできる。
①とても　②いくらか　③あまり　④まったく

（3）気持ちを察したり、言外の意味を汲み取ることができる。
①とても　②いくらか　③あまり　④まったく

（4）冗談や面白いことを言って、笑いを取れる。
①とても ②いくらか ③あまり ④まったく
（5）相手を傷つけないように配慮しながら、自分の立場を主張できる。
①とても ②いくらか ③あまり ④まったく

実践的なソーシャルスキル

実際の社会生活では、さらに実践的な社会的スキルが求められます。そうした社会的スキルが試される代表的な場面の例として、自己紹介する、相手を誘う、話しかけて雑談をする、相談をする、頼み事をする、友達になる、交渉や折衝《せっしょう》をする、説得する、関係が悪化した人と仲直りする、リーダーシップをとる、などが挙げられます。

高い社会的スキルにおいて必要とされるのは、周囲と協調するとともに、自分の要求や気持ちも表現し、主張していくことです。この協調と自己主張のバランスが、うまく機能しているコミュニケーションの条件と言えるでしょう。

発達に課題がある場合だけでなく、愛着に課題がある場合や、社会不安や対人緊張が強い場合にも、また自己顕示欲求や承認欲求が強すぎる場合にも、このバランスが悪くなりがちです。その子の課題がどの点にあるかを把握したうえで、場面を設定し、トレーニングに取り組みます。

上手な誘い方を考えよう！

対象：全年齢

場面を設定した、実践的なソーシャルスキル・トレーニングの一つです。遊びや登下校など、友達に何かを誘いかける際の声のかけ方や、そのタイミングについて練習します。

進め方のポイント

「誘う側」と「誘われる側」、それぞれの立場に立ちながら進めていくことで、どんな声かけであれば、お互いが気持ちよく、納得したかたちで、誘ったり、誘われたりできるかということを考えていきます。

実際のトレーニング風景

Yちゃんは小学二年生。幼稚園のころから、人の話が聞けなかったり、静かな場所でいきなり大声を出すなど場にそぐわない行動が目立ちました。小学校入学後も、授業中に突然大声で話したり、思ったことをストレートに言いすぎて友達と衝突《しょうとつ》することもしばしばでした。

Yちゃんとは、約一年半、月に三〜四回の頻度でトレーニングを続けています。初めのころは、なかなか他者視点をもてず、トレーナーが「それを言われた相手はどんな気持ちかなぁ?」と訊ねても、「わからない!」という答えしか返ってきませんでした。しかし、トレーニングを重ねていく中で、込み入った状況や、微妙な言葉のニュアンスも、少しずつ読み取れるようになっています。そんなYちゃんとのトレーニングの一例です。

場面設定と導入

放課後、サクラちゃんはモモちゃんに「今日、一緒に帰ろう! 私、今日、本当はユキちゃんと一緒に帰ろうと思ってたんだけど、ユキちゃんがいないから、モモちゃんとしかたなく一緒に帰ってあげるよ～」と言いました。


〈今ね、学校が終わって、これから帰ろうとしてるところなんだけどね、サクラちゃん、本当はユキちゃんと一緒に帰ろうと思ってたんだって〉

「うん」

〈でも、ユキちゃんが先に帰っちゃったみたい……〉

「ふーん。それでサクラちゃんはモモちゃんのことを誘ったんだね」

〈そうそう〉

「だったらそれでいいじゃん！」

〈そうね。でもね、このお話、一つ考えたいことがあるんだよね……〉

「何？」

〈サクラちゃん、モモちゃんに〝ほんとはユキちゃんと一緒に帰りたかったんだけど、ユキちゃんがいないから、モモちゃんと一緒に帰ってあげてもいいよ～〟って言ったんだって〉

「へぇ～」

〈この言い方ってどうかなぁ？〉

「うーん、別にいいんじゃない？」

〈もしYちゃんだったらどう？〝ほんとは○○ちゃんと一緒に帰りたかったけど、○○ちゃんがいなかったから、Yちゃんと帰ってあげてもいいよー〟って言われるの……〉

「あぁ～、やっぱり、それ、何か嫌だ」

〈うん、うん。そうだよねぇ。何か嫌な感じがするよねぇ〉

「うん」

〈何でだろう？　何で嫌な感じがするんだろうねぇ？〉

「うーん、それはわからない！」

〈この言い方だとね、何かしょうがなく、嫌々一緒に帰ってあげてるって感じがしない？〉

「うん、そんな感じ！　それだったら、一人で帰ればいいのに……」

〈そうそう。たしかに、〝そんな言い方するんだったら、一人で帰ればいいのに〟っていう気持ちになるよね……〉

「うん。私だったら、もし○○ちゃん（Yちゃんの友達）がいなかったら、一人で帰るよ！」

〈おぉ、そうか、そうかぁ～〉

コーチング

〈お友達を誘うことって、いろんな場面であると思うんだけどね……〉

「クリスマス会とか？」

〈そうそう。Yちゃんもこの前、お友達とクリスマス会、やったんだよね？〉

「うん」

〈他にも、例えば学校の休み時間とか、放課後遊んだりするときとか、いろいろあるよね〉

「うん」

〈そういうときにね、誘ってもらう方が、〝誘ってもらえてよかった〟〝誘ってもらえてうれしいな〟って、気持ちよく、その誘いを受け取れるような誘い方ができることって大事よね〉

「そうだねー。だってサクラちゃんみたいな言い方だったら、行きたくなくなるもん」

〈そうだよね。誘ってもらっても、全然うれしくないよね〉

「うん」

〈じゃあ、サクラちゃんはモモちゃんに何て言って誘えばよかったんだろうねぇ？〉

「ユキちゃんのことは言わなくていいんじゃない？」

〈そう！　Yちゃんばっちり！　ユキちゃんのことは、わざわざ言わなくていいよね〉

「うん。普通に、〝一緒に帰ろう〟って言えばいいじゃん！」

〈そうそう！　それだったらモモちゃんも、〝うん、いいよ！　一緒に帰ろう！〟って思えるよね〉

ロールプレイ

実際に学んだことをロールプレイで実践し、定着化を図ります。慣れてくると、少し違う場面を追加して、即興で応用してもらってもいいでしょう。

うまくいく秘訣と工夫

お友達を遊びに誘ったり、一緒に下校しようと誘ったりする場面は、日常生活の中でよく遭遇するものです。しかし、それが一方的になったり、言葉の使い方を誤ってしまうと、相手を困らせたり、時には不快にさせてしまうこともあります。言葉の選び方や、誘いかけるタイミングについて、一つひとつ丁寧に、具体的に教えてあげるとよいでしょう。

友達を傷つけずに反対意見を述べる

対象：全年齢

場面を設定して、コミュニケーションスキルを学ぶトレーニングの一つです。友達の意見に対して、相手を傷つけることなく反対意見を述べるという難しい課題ですが、よく遭遇する問題でもあります。実際にそうしたトラブルや悩みがあったときに取り上げると、いっそう関心も強まり効果的でしょう。

進め方のポイント

友達の意見に対して反対意見を述べるというのは、勇気の要ることです。「こんなことを言ったら、友達に嫌われるんじゃないか？」「相手が怒り出すんじゃないか？」と不安になって、なかなか反対意見を言えないお子さんも多くいます。

まずは、そうした不安や心配を受け止め、理解を示すことが大切です。そのうえで、言い方さえ工夫すれば、相手を傷つけたり、怒らせてしまうことなく、自分の気持ちや考えを伝えられることを教えてあげるとよいでしょう。

実際のトレーニング風景

Bくんは小学校三年生。幼少期から友達の輪の中に入ることが苦手で、一人で遊んでいることが多かったと言います。小学校入学後も友達関係を築くことに消極的で、自分の気持ちや考えを主張することにも不安や緊張を感じやすく、自分から口を開くことはほとんどありませんでした。

Bくんとは、約一年半、月に一～二回の頻度で、トレーニングを続けています。最初のころは、自分の気持ちを伝えることができないため、学校でも、嫌なことを嫌だと言えず、我慢をして相手の意見に合わせてばかりでした。そんな自分自身に歯がゆさを感じたり、苛立ちを覚えることも多く、自己否定的になってしまうところもみられました。上手に自己主張できることが自信にもつながると考え、行ったトレーニングの一例です。

場面設定とコーチング

学級会でお楽しみ会の出し物を決めます。たくやくんが、「一人ひとり、かくし芸をしようよ！」と提案しました。他のみんなも、「面白そう！」「それ、いいねぇ！」と賛成していています。でも、さとしくんは、「かくし芸は恥ずかしいから、他の出し物がいいなぁ」と思っています。


〈Bくん、この場面、どう思う?〉

「わかる、わかる〜!　こういうことって、よくあるよね〜」

〈Bくんも同じような状況になったことがある?〉

「あった気がする。あんまり覚えてないけど……」

〈そうか、覚えてないかぁ。じゃあさぁ、例えばBくんだったら、この場面でどうするかなあ?〉

「僕もかくし芸、やりたくないけど……。マジックとかの方が面白そうじゃん!」

〈おぉ、なるほどね!　マジックかぁ〜、面白そう!〉

「うん。でも、それは言わなーい!」

〈言わない?〉

「だって、他のみんなも〝かくし芸でいい〟って言ってるんでしょ?」

〈そうだねぇ〉

「それだったら、みんなに合わせた方がいいじゃん！　揉《も》め事になったら面倒くさいし……」

〈そうかぁ。揉め事になるのが嫌かぁ〉

「うん」

〈たしかにね。揉めたら嫌だなぁって思うのは、すごく自然なことだよね。でもね、例えばどんなときでも、自分の気持ちを我慢したり、他の子に合わせてばっかりだったらどう？　Bくん、つまんなくない？〉

「まぁそうだね……」

〈そうよねぇ〉

〈他のお友達の考え方に反対の意見をもったときもね、言い方さえ気をつければ、相手を嫌な気持ちにさせたり、怒らせせちゃったりせずに、その子の意見に反対することってできるよ〉

「へぇ～」

〈まずはね、お友達の意見のいいところを言ってみようか〉

「〝かくし芸は楽しくていいんじゃない？〟とか……？」

〈そうそう！　ばっちり！　そんな感じで、まずはお友達の意見を認めてあげられるといいね〉

「うん」

〈その次に、お友達の意見のよくないところを言ってみようか〉

「えー、わかんない！」

〈ちょっと難しいね……。何て言えばいいか困っちゃうね〉

「うん」

〈例えば、〝一人で発表するのが苦手な人もいると思うよ〟とか、〝僕も一人で発表するの、どうしても恥ずかしいんだよねぇ〜〟とか……〉

「あぁ、そうかぁ」

〈そうそう。それで最後に、自分の意見を言えたらいいね〉

「〝だからマジックがやりたいです〟って……？」

〈うん。ばっちり、ばっちり！　こうやってね、お話しする順番をよく考えて、落ち着いて伝えたら、みんなもBくんの意見をしっかり聞いてくれると思うよ。それに、揉め事になることもなく、みんな、穏やかに話し合いができるんじゃないかな？〉

「そうだね～！」

ロールプレイと応用練習

あるテーマ（ここでは、お楽しみ会の出し物を決める場面）について、このように一通りの流れが確認できれば、次はいま学んだことをもとに、他の場面を仮定し、ロールプレイをやってみます。取り入れた知識を実際に使ってみることで定着を図れるとともに、自信にもつながります。

以前は、〈Bくんはどう思う？〉〈Bくんだったらどうかなぁ？〉と、Bくんに意見を求めたり気持ちを訊ねても、困った表情になり、「わからない」「え～？」と言うだけでした。しかし最近は、自分なりに考えを深めたり、自分の意見を述べることも、少しずつできるようになってきています。

それでも、やはり対立や葛藤《かっとう》を避けたいという気持ちが強く、実生活場面では諦めたり、譲ったりと、どうしても消極的になりやすい傾向がみられます。今後は、自分の意見と他者の意見との間で、うまく折り合いをつけられるようになることを一つの目標としています。

うまくいく秘訣と工夫

どのような言い方であれば、相手を傷つけることなく、自分の意見を言えるのか、具体的に例を挙げながら考えていきます。子どもが「この言い方でいいだろうか？」「本当に相手を傷つけないだろうか？」と不安を感じているようであれば、「○○くんは、その言い方をされたらどんな気持ちになるかなぁ？」と、自分自身に置き換えて考えてみるのも有効な方法です。

友達と意見が異なったとき

対象：全年齢

自分の意見と相手の意見が異なったときに求められる、「交渉スキル」を身につけるための実践的なトレーニングです。実際にあった出来事を話してもらうところから導入し、対処法について話し合う形で進めていきます。最後に、ロールプレイをして新しいスキルを身に付けます。

進め方のポイント

自分の意見と相手の意見が異なったとき、子どもたちは、ついつい自分の主張を押し通そうとしたり、逆に自分の考えや気持ちを言えずに我慢し、相手の主張を受け入れてばかりになってしまいがちです。

自分の意見と相手の意見が異なったときには、お互いの意見を尊重し、受け止めていくこと、さらにそのうえで、お互いが納得のいく方法や手段を考えることが大切だということを、伝えるとよいでしょう。

実際のトレーニング風景

小学四年生のRちゃんは、一年程前に、学校に行こうと思うとお腹が痛くなるということで相談に来られましたが、今はそうした問題はなくなっています。今の課題は、友達と上手くかかわれないということで、相手の気持ちを読み取ったり、合わせたりするのが苦手です。

ある日、Rちゃんは、「R、おうちで○○ちゃん（お友達）と遊んでるときに、何して遊ぶかで言い合いになっちゃって。それで、R、○○ちゃんに怒っちゃった……。○○ちゃん、そのまま帰っちゃった……」と話し始めました。

そこで、自分から打ち明けてくれたエピソードを、掘り下げるところから始めることにしました。

導入とコーチング

〈そのとき、Rちゃんは何をして遊びたかったの？〉

「Rはお人形で遊びたかってん」

〈そうかぁ。Rちゃんはお人形で遊びたかったんやね。じゃあ、○○ちゃんは何がしたかったのかなぁ？〉

「お絵描き」

〈そうか。○○ちゃんはお絵描きがしたかったんや。お互いに遊びたいことが違ったんやね。それで、Rちゃんはどうしようと思ったの？〉

「Rはお人形で遊びたかったから、〝お人形遊びするで！〟って言って、お人形の用意をしてん。そしたら○○ちゃんは、〝お絵描きがしたい！〟って言って、全然、お人形遊びの準備、してくれへんかってん……」

〈なるほどね。それで、そのまま○○ちゃんは帰っちゃったのか……〉

「うん、Rのママが、〝ごめんね〟って言って謝って、それで○○ちゃんに帰ってもらうことになった……」

〈そうかぁ。Rはお人形で遊びたかってん……〉

「Rはお人形で遊びたかってん……」

〈そうやんね。でも、○○ちゃんはお絵描きがしたかったんやね……〉

「うん」

〈自分がやりたいことと、お友達がやりたいことが違ったときって、どうしたらいいのかなぁ？　Rちゃん、そのときのことを振り返って、今やったらどうするかなぁ〜？〉

「ごっこ遊びの中でお絵描きしたらいいと思う」

〈おぉ、なるほどね！〉

「だって、いつも先生（トレーナー）ともそういうことするやろう？」

〈確かにね。学校ごっこをするときとかも、〝休み時間にお絵描きして遊ぶ〟っていうの、やったりするもんね〉

「うん、そう、それ！」

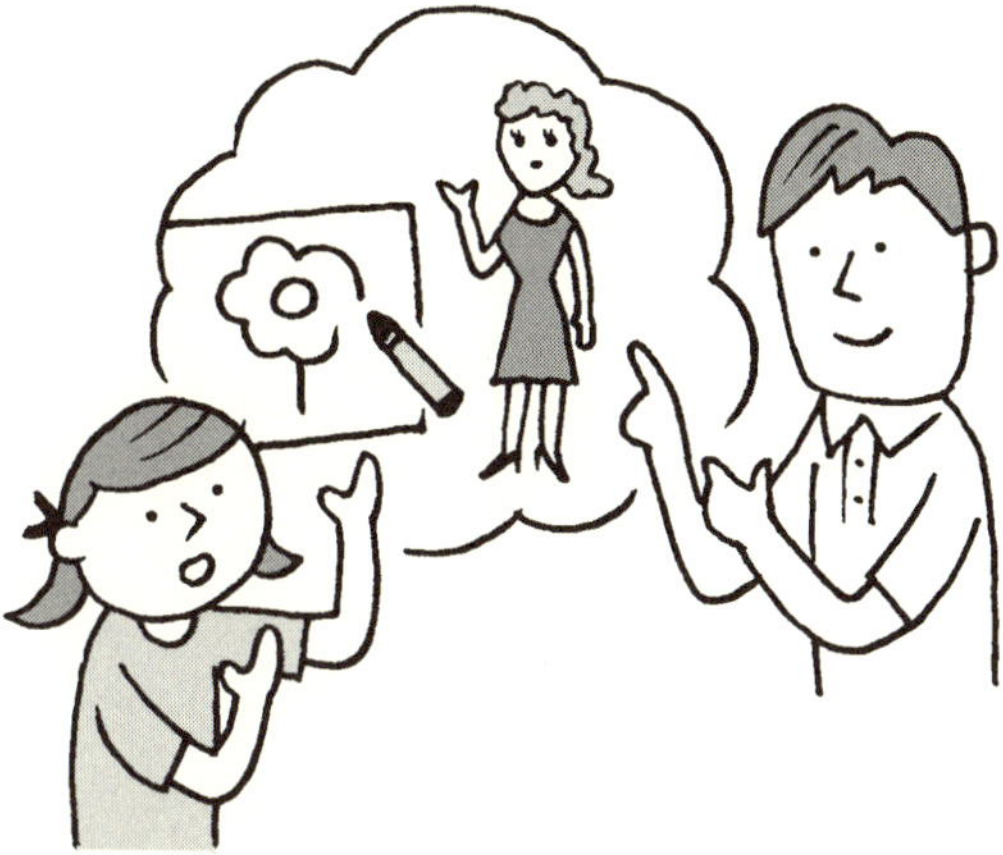

〈Rちゃんは、○○ちゃんとも、そうやって遊べばいいと思ったんやね〉

「うん」

〈そのこと、○○ちゃんはわかってたかなぁ〜？〉

「うーん……（苦笑い）」

〈○○ちゃんは、お絵描きだけをしたかったのかもしれないねぇ〉

「うん、たぶんそうやと思う……」

〈じゃあ、どうしよう……？　困ったねぇ……〉

「うーん……」

〈そういうときはね、例えば交代で遊ぶっていう方法があるんじゃないかなぁ？〉

「あぁ、そっか！　先にお人形で遊んで、そのあと、お絵描きすればいいのか！」

〈そうそう。いい感じ！　そうしたら、お互いにやりたいことができるもんね！〉

「うん」

ロールプレイと応用練習

学んだことを実際に使って、ロールプレイを行います。少し違う場面で、応用することにもチャレンジするといいでしょう。

うまくいく秘訣と工夫

何かトラブルや葛藤が生じたとき、子どもたちは、「私は〇〇がしたかった」と、どうしても自分の視点のみで物事を考えがちです。そのとき、「〇〇ちゃんは~って思ったんだね。でも、そのとき、□□ちゃんはどう思っていたんだろうね？」と、相手の視点に立って考えるきっかけを与えてあげられるとよいでしょう。お子さんが相手の立場に立って考えることが難しいときには、「お母さんだったら、こんなふうに思うかな」「例えばこんなふうにも考えられないかなぁ？」と、具体的に例を挙げてみるとよいでしょう。

作戦会議　友達とのトラブルを解決する

対象：全年齢

対人関係にトラブルはつきものです。低年齢のころは、多動や衝動性による対人トラブルが多いですが、小学校三～四年生くらいから、クラスにもグループができたりして、友人との対人関係も難しさを増し、些細なことから対立や孤立を招くという事態にもなりやすいと言えます。

そうした実際のトラブルに対処する方法を考えながら、社会的スキルを高めていくトレーニングです。したがって、実際に問題が起きたときに取り上げます。

進め方のポイント

実際に、お子さんはその状況に傷ついていることも多く、自分から問題を打ち明けられないことも少なくありません。まず、本人が困っている状況を気軽に話せる関係を築いておくことが第一です。そのためには、よいことだけでなく、うまくいかなかったことや、つらかったことも話せるような「安全基地」としての存在となることです。感情的になったり、誰かを責めたり、過剰に心配したりという反応はマイナスですし、問題解決の方法や結論を一方的に押し付けたりすると、「話さなければよかった」ということになってしまいます。

まず共感しながら、その子の気持ちを受け止めるとともに、事態を冷静に把握することから始めましょう。そのうえで、まず、どういうことが起きているのか、事実を整理します。そして、本人が悪く思いすぎていたり、誤解していたりする点については、「実際は、～ということかもしれないよ」「相手は、～という気持ちだったのかもしれないね」と、受け止め方の修正を試みます。そのうえで、本人がどうしたいのかに耳を傾けつつ、「～するという方法もあるよ」と、問題解決に向けた提案を行い、最終的には、本人に決めさせます。

トレーナーが行う場合には、親側の理解やサポートも重要になるので、本人との話し合いについて、共有するようにします。ただ、お子さんが親には知られたくないと言う場合もあり、その場合は、親にも知ってもらっておいた方がいいので、説明しておくねと、本人の了解をもらったうえで、お知らせするのが原則です。

実際のトレーニング風景

小学四年生のNちゃんは、元来コミュニケーションが苦手で、人前での緊張が強い子です。低学年のころには、友達もなかなかできず、休み時間も一人ぼっちで過ごすことが多かったのですが、小学二年生の途中からトレーニングを始め、訓練を積み重ねる中で、発表したり、友達に話しかけることもできるようになり、小学三年生のころからは、学校の友達とも遊べるようになりました。

ただ、その一方で、友達付き合いが濃くなるにつれ、友人間でのトラブルに巻き込まれることもみられるようになっています。あまり器用に立ち回ることができず、友達の発言を真に受けて、その友達に同調して他の子の悪口を言っているうちに、いつのまにか、はしごを外された形で、Nちゃんだけが、その子の悪口を言っていたように伝えられるということがあり、せっかく楽しかった学校が、最近はまた行きづらくなっていました。

そのことを、涙ながらに打ち明けてくれた後のやりとりを紹介します。

〈そうだったんだ。じゃあ、Nちゃんも、もともとその子のことを悪く思っていたというよりも、そのお友達に合わせて、言っていただけなんだ〉

「Kちゃんが、Uちゃんのこと、すごく嫌そうに言うから、そんなに嫌なんだと思って、Nも嫌いだって言っただけ……」

〈そこだけを、NちゃんがUちゃんの悪口言っていたって、言われちゃったのか……〉

「Kちゃんは、Uちゃんだけを誘って、遊びにいっちゃった……」

〈そうか。それは、つらかったね〉

さらに背景を聞くと、Kちゃんの態度の変化には、どうやら伏線があったことがわかりました。授業中に、Nちゃんは Kちゃんから、今度一緒に遊ぼうと話しかけられたのですが、生真面目なNちゃんは、何も答えずに黙っていたのです。どうやらその辺りから、Kちゃんの態度が変わり、Nちゃんをのけ者にして、Uちゃんとくっつき始めたようです。

〈もしかしたらKちゃんは、話しかけたとき、Nちゃんが何も答えなかったのを、無視されたと思って、腹を立てたのかもしれないね〉

と、トレーナーが状況を解説すると、Nちゃんはハッとしたように、

「でも、授業中だったから……」

〈そうだよね。Nちゃんとしては、困っちゃうよね。でも、Kちゃんは、それがわからなくて、ただ自分が無視されたと思ってしまったのかも。すぐ後で、『さっきは授業中だったので、返事ができなくて、ごめん』とか言っておけば、誤解されないですんだかもしれないね〉

Nちゃんも、Kちゃんの態度が急に変わったわけが納得できたようです。

しかし、大事なのは、これからの対応です。〈どうしたい？〉と訊ねると、

「また、仲良く遊びたい」と答えます。

大きな方針がはっきりしたところで、

〈よし。じゃあ、これから作戦会議をして、そうなる方法を考えよう〉と、トレーナーが言うと、Nちゃんは少し元気を取り戻しました。

その後いろいろ話し合った結果、まずKちゃんの誤解を解いて、Nちゃんの気持ちを伝えてみようという結論になりました。直接では、上手に説明できる自信がないと言うので、手紙を書いて伝えてみることになりました。

状況をお母様に伝え、担任の先生にもお母様から連絡を取ってもらい、様子を見守ってもらうということになりました。

手紙を渡した翌日、Kちゃんから返ってきた返事には、自分も悪かったと謝り、「また一緒に遊ぼうね」と書かれていたのでした。その後、Uちゃんにも謝ることができたそうです。

思春期に入るころから、子どもは自分が拒否されることに過敏になり、自分が求めている相手でも、思いがうまく届かないと、逆に拒否することで、プライドを保とうとしたりします。そうした反応に戸惑わされ、お互いに傷つくことも多くなるのですが、その行動の裏にある気持ちを汲み取った対応を学ぶことで、心の成長を遂げていくことができます。

意見をまとめる

対象：全年齢

グループで行うセッションでは、実際に対人間の葛藤や対立が生まれるので、それを実践的に扱うことができます。そうした点は、グループで行うことの優れた点です。ご家庭で行う場合は、きょうだいに参加してもらったり、お友達にも参加してもらうと、よいでしょう。

実際のトレーニング風景

グループ・セッションの最後にある〈お楽しみタイム〉を迎えています。この時間は、参加者が希望することができるので、子どもたちにとっては楽しみな時間ですが、意見の対立も生まれやすいと言えます。

〈最後十分のお楽しみタイムだよ。今から相談して、遊びを決めましょう。みんな一緒にで

きる遊びね〉

「やったー。僕は○○がしたい」「私は△△がいい」

〈どうしようか？〉

「じゃんけんは？」

〈いいね。他のやり方はある？　Bちゃんはどう？〉

「半分ずつにしたら……」

〈いいね。まだあるかな〉

「くじとか」

〈うんうん。決め方については、たくさんアイデアが出たね。どれもいいね。じゃあその前に、なぜその遊びがいいと思ったか、理由を話してみようか。相手がそのゲームをしたくなるようにアピールポイントを話してあげて。もしかしたら、やりたくなってくるかもよ〉

「○○は、みんなやったことあるし、一緒にできるゲームだし」などとそれぞれ理由を話します。

〈面白そうだね。気持ちが揺れ動いたかもよ。今度はそれがやりたくない理由があれば話してみて〉

「ルール覚えていなくて……」

「それなら大丈夫。僕が教えてあげるで」

お互いが納得し、今回はAくんがしたいと言ったものになりました。

「今度するときは、私が言ったやつをしたいな」

「いいよ。次の自由時間はそれにしよう」

〈そうしよう〉

うまくいく秘訣と工夫

まずはそれぞれがしたいものについて、意見を出し合います。次に限られた時間内で、みんなで一緒に遊べるものを考えます。それぞれがしたい遊びの理由や長所を説明し合い、相手が納得する条件を挙げます。そのうえで、納得できる決め方を相談します。

対立から統合というプロセスを体験することは、共感能力を高めたり、交渉の仕方を学ぶことに役立ちます。こうした効果が狙えるので、ときどき自主運営の時間を設けるとよいでしょう。

第8章 プランニングと統合能力のトレーニング

この章では、高度な課題になればなるほど必要になるプランニングや統合能力を鍛える方法について考えていきます。まずは、チェックリストをつけてみてください。

チェックリスト7

プランニングと統合能力の課題

（1）先のことは考えず、場当たり的に行動する。

①とても　②いくらか　③あまり　④まったく

（2）計画を立てるのは苦手である。

①とても　②いくらか　③あまり　④まったく

（3）伝えたいことを要領よく伝えられない（何を言いたいのか、わからないことが多い）。
①とても　②いくらか　③あまり　④まったく
（4）相手を説得したり、交渉するのが苦手である。
①とても　②いくらか　③あまり　④まったく
（5）作文を書くのが苦手である。
①とても　②いくらか　③あまり　④まったく

ピラミッドや月ロケットを可能にした力

人類だけが、なぜピラミッドのような巨大建造物を作ったり、月ロケットを飛ばしたりすることができるのでしょうか。事業が巨大になればなるほど、かかわってくるのが、**プランニング**という未来を計算に入れる能力ですし、無数の情報を集約して一つの新たな価値を生み出す**統合能力**という不可思議な力です。

プランニングや統合能力は、複雑で高度な問題になればなるほど、求められるようになります。にもかかわらず、学校でも意外におろそかにされてきたのが、これらの能力を鍛えることです。

たとえば、人前で手際よく話をしたり、誰かと難しい交渉をするという場合にも、この能力が必要になってきます。話の運び方を頭の中で組み立てるのに必要なのです。人前で話をするという場合には、さまざまな体験や知識、情報を、どのような順番で配置し、どのようにして、聴衆の興味を惹きつけながら、伝えたいメッセージを理解してもらうのかを練らないといけません。折衝や説得をするという場合には、相手の言い分を聞くというところから入って、信頼関係を作ったうえで、こちらの事情も説明していくか、それとも逆に、相手の非を攻撃し、まったくこちらに譲歩の余地がないことを見せつけてから、最終的に少しだけ譲歩して、妥協にもっていくのか、といった戦略を明確にしておく必要があるでしょう。後戻りは難しいからです。

手順をあらかじめ考えたり、作戦を立てたりするのが、プランニングの能力です。プランニングは、目的達成のために、手順や段取りを決める際にも必要となりますし、相手の反応を予測しながら、もっていき方を立案するということにも不可欠です。学校の試験などで試されるのは、主に前者のプランニング能力ですが、実践の場では、後者のプランニング能力が求められます。

もって生まれた部分や育ちの中で身につく部分も大きいのですが、経験や訓練によって磨かれていく部分がさらに大きいと言えます。経験を積むことによって、次に起きることが予想できるようになります。また、事態を一つの見立てや仮説のもとに理解し、次にどうすればよいかを導き出す**仮説思考**や、戦略や作戦に従って行動を決定する**戦略的思考**を身につけるためには、訓練が不可欠です。

こうした能力を、子どものころから鍛える身近な方法としては、トランプや将棋、オセロといった遊びがありますが、もっと実践的な、プランニング能力を高めてくれる方法として、家事や仕事の手伝いをすることが挙げられます。料理一つするのでも、いくつも段取りを考えなければできません。また、スケジュール管理や学習を計画的にするという習慣を身につけることも役立つでしょう。

プランニング能力と関係が深いのが、統合能力です。統合能力は、さまざまな質の異なる材料を、構成し組み立てる能力です。ばらばらの、それ自体はさほど価値のない部品が、一つの意匠《いしょう》のもとに集められることで、高い付加価値を生み出す創造的な能力です。

どちらも、パーツとなるものから、全体を組み上げていく作業を行わなければなりませんし、新しい発想や戦略を持ち込むことで、問題解決を容易にしたり、新しい価値や方法を生み出したりすることができるわけです。

プランニングと統合能力は、高度な意思決定にも関係しています。複雑な問題に決断を下すためには、さまざまなファクターを集約する必要がありますし、その決断によって、どういう未来がもたらされるのかを予測することも必要になります。すなわちプランニングは、未来予測にかかわっている能力だと言えますし、統合能力は、いくつものファクターを整理・集約するうえで欠かせません。

身近なところで言えば、少し複雑な応用問題を解くといったことにも、作文やレポートを書くといった課題にも、プランニング能力や統合能力が必要になります。

こうした能力が問われるのは、だいぶ大きくなってからですが、大きくなってからでは伸ばしにくい能力でもあり、小さいころから育てていくことが大事です。

ピタゴラスイッチ遊び

対象：四歳以上

ＮＨＫＥテレ『ピタゴラスイッチ』という番組の中に、「ピタゴラ装置」というからくりが登場する人気コーナーがあります。このプログラムは、「ピタゴラ装置」のような仕掛けを作る遊びです。ビー玉の通り道を、出来合いのセットではなく、何種類もの積み木や金属の材料、レールなどを組み合わせて作り上げます。「クーゲルバーン」(球の道路という意味)というドイツ製のおもちゃを組み入れると、仕掛けが作りやすいでしょう。

最初は、一人で自由に作るところから始めるとよいでしょう。うまくビー玉が転がるかどうかを楽しみます。そのうち、トレーナーと協力して作ったり、あらかじめ図面や絵(完成予想図)を描いて、それに基づいて作るといったことも試みると面白いでしょう。

それ以外にも、積み木やレールで一緒に街を作ったり、理想のおうちを作ったりするのも、プランニングや構想力を刺激しますし、ともに一つのものを製作する楽しさを味わうことにもつながります。

実際のトレーニング風景

W君は、幼いころから言葉の遅れがあり、話すのが苦手な小学二年生の男の子です。自分の興味のある電車の話などを一方的にするものの、友達との会話や遊びが成立しにくい状態でした。

『ピタゴラスイッチ』の話をする中で、一緒に作ってみようかと持ちかけると、W君も「やりたい」と意欲を示してくれました。それまで、プラレールやクーゲルバーンで遊んだことはありましたが、大掛かりな仕掛けに挑戦したことはありませんでした。

いきなり作り出すのではなく、まずホワイトボードに、おおよその図面を描くところから始めました。Ｗ君もアイデアを出し、どんなふうにするかというイメージを練り上げるのに、一回分のセッションを使いました。一応イメージが出来上がりましたが、Ｗ君は満足ではなかったらしく、次にやってきたとき、自分で考えたという別の仕掛けを提案してくれました。

そのアイデアも取り入れ、いよいよ製作にとりかかりましたが、その後もＷ君は新しいアイデアを、何度も引っ提《さ》げてきたので、完成するまでに何週間もかかることになり、その間、プレイルームの一角は占領されることになりました。しかし、他の子どもたちも、興味津々の様子で、出来上がりぶりを眺めていました。

完成したときには、Ｗ君はとても大きな達成感を味わったようですが、その間、夢中になって一緒に製作したことで、トレーナーとの距離がぐっと近づき、自分からよく話してくれるようになりました。

一週間のスケジュール表を作る

対象：小学生以上

一週間の計画を立てることで、見通しをもって生活することを助けるとともに、時間の感覚や大切さについて考えるプログラムです。

プランニング能力は、時間の感覚とも深いつながりがあります。ところが、発達に課題のある子では、概して時間の感覚が弱く、何かをやりだすと、時間の経つことをすっかり忘れてしまったり、肝心なことを後回しにしてしまったりして、生活が紛糾《ふんきゅう》する原因ともなります。計画を立てるということが苦手なことが多く、場当たり的に行動するため、何事も中途半端になりがちです。

スケジュール表を作ったり、日課を決めることが楽しいことだという印象をもてるように、色のついた画用紙や多色のサインペン、折り紙やシール、イラストの切り抜きなどを使って、オリジナルなスケジュール表を作りましょう。

テーマでスピーチ　骨組みを意識して話す

対象：小学三年生以上

5W1Hに注目しながら、短い話をすることがある程度できるようになったお子さんを対象に、もう少しまとまったスピーチをするトレーニングです。

一言か二言の発言であれば、思いつきで話したり、頭の中で文を組み立てることもできるでしょうが、もう少し内容のある話を順序立ててするためには、さらに高度なプランニングの能力や統合能力が求められます。

あるテーマについて自由に話してくださいと言われると、「自由に」というところが逆に難しく感じるお子さんも多いと言えます。そこにも、プランニングや統合する力がかかわってきます。

そうした能力を鍛えるために有効な方法の一つは、①まず話の骨組みを作り上げる、②それを見ながら話す、という二段階の練習をすることです。

骨組みの大切さをわかってもらうために、次のような導入をするといいでしょう。

〈人間の体が、しっかりと支えられているのは、どうしてかわかるかな？　そう、中を骨が通っていて、しっかり体を支えてくれているよね。お話をするときも、同じなんだよ。骨組みがしっかりしていると、話がぐらぐらしなくて、わかりやすいんだよ。骨がなかったら、ナメクジみたいになっちゃうからね〉

次に、ホワイトボードやプリントなどを使って、話の骨組みを実際に作ってみます。最初のうちは、骨組みの作り方がわからないでしょうから、トレーナーの方から、基本的な骨組みの例を提示するといいでしょう。たとえば、次のようなものです。

①はじまり
◎「～について話したいと思います」
・～とは、どういうものか
・そのテーマを選んだ理由など
②体験したことや実際にあったこと
◎いつ、どこで、誰が、何を、どうした
③感想や発見
◎体験やできごとから感じたこと、気づいたこと
④しめくくり
◎今後どうするか　「これからは～したいと思います」など
◎おわりのことば

骨組みに、具体的な内容を書き込んでいきます。その場合、文をそのまま書くことはなる

べく避け、キーワードやキーフレーズだけを書くようにすると、さらに効果的な訓練になります。もちろんはじめのうちは、そのままの言い回しを書いてもかまいません。

骨組みが出来上がると、ボードやプリントに書いた骨組みを見ながら、話をする練習をします。徐々に、ボードやプリントから目を離して、話せるようになるといいでしょう。

少し上達すると、骨組みのパターンを違うものに変えて、チャレンジします。すると、さらに力がついていきます。こうした訓練を積み重ねると、自信をもって話ができるようになります。

作文でも、同じ方法を使うと、長い文章も組み立てやすくなります。

実際のトレーニング風景

Aちゃんは小学校三年生。読書が好きで、言語的な能力も比較的高いのですが、実際のコミュニケーション場面になると、相手の気持ちを読み取ったり、相手の立場に立って考えるのが苦手でした。話が脱線しやすく、なかなか要領よくしゃべれません。そんなAちゃんも、骨組みを作ると、かなりスムーズに話せるようになりました。

次は、もう一人の女の子との合同セッションの様子です。

〈じゃあ今日も、スピーチの練習をしようかな。今日のテーマは、『最近楽しかったこと』にしたいけど、いいかな？〉

「うん、いいよ！」

〈じゃあ、まず、やることは？〉

「骨組み!!」

〈その通り！〉

トレーナーが、基本的な骨組み（先に挙げた①～④）を提示すると、Aちゃんたちは、話したいことを書き込みます。二人とも、すらすらと書いてしまうと、我先に手を上げます。

「できた！」「私も！」

〈ずいぶん早くなったね〉

「もう何回もやったもん」「簡単！」

〈じゃあ、一人ずつ発表してもらおうかな〉

Aちゃんのスピーチ内容

①「これから、先週の土曜日に◆◆パーク（遊園地）に行ったことについて、お話しします」
②「まず、一日パスを買いました。そのあと、入口から入って、子どもの森に行きました。そこでアスレチックをして遊びました。そのあと、マクドナルドに行って、お昼ご飯を食べました。私はハッピーセットを注文しました。お昼ご飯を食べたあとは、コーヒーカップとオクトパスに乗りました。そのあと、妹がメリーゴーランドに乗りたいと言ったので、メリーゴーランドにも乗りました。最後に観覧車に乗りました」
③「楽しかったし、また◆◆パークに行きたいです」
④「今度行くときは、○○を買いたいです。聞いてくれて、ありがとうございました」

人前では、しゃべるのが苦手なAちゃんでしたが、最近は、少し長めの話も、すらすらこなせるようになっています。

うまくいく秘訣と工夫

まずは、お子さん自身が経験した楽しかった出来事や、面白さを感じた出来事をテーマに練習してみることで、お子さんも緊張せず、楽しく、進んでお話ができると思います。お話しすることに慣れてきたら、例えば、頑張った出来事や、悔しさを感じた出来事、悲しかった出来事など、テーマを変えながら練習してみるとよいでしょう。いずれの場合も、聞き手は常にお子さんの頑張って話そうとする姿勢を温かく見守りながら、興味関心をもって聞くことが大切です。

すごろくゲームを作る

対象：小学校高学年以上

コンピューターのソフトウェアを作る場合、その基礎となるのがアルゴリズムです。アルゴリズムとは、問題を解くための手順を示した流れ図で、フローチャートとも言います。アルゴリズムでは、入力や演算（計算）や判断といった一つひとつのプロセスを積み重ねることで、非常に複雑な処理も可能となるわけです。

こう書くと、とても難しいことのように思えるのですが、実は子どもにもなじみがあり、比較的容易に作ることができるアルゴリズムがあります。それは、すごろくゲームです。この枠に止まったら、三つ進むとか、振り出しに戻るといった処理が決められていて、それに沿って、ゲームが展開していくわけですが、あれはアルゴリズムそのものなのです。

このプログラムでは、自分のオリジナルのすごろくゲームを作って楽しむ中で、アルゴリズム的な思考を身につけていきます。テーマは、大人になるまでの人生ゲームでもいいですし、地図を習った学年なら、旅行ゲームでもいいですし、電車が好きな子なら、鉄道ゲームでもいいでしょう。学校や遊園地を探検したり、大好きなキャラクターが登場するゲームを独自に作ってみるのもいいでしょう。

制作には時間がかかりますが、さまざまな仕掛けや工夫が生まれるはずです。自分で作り上げる醍醐味を味わった後は、一緒にプレイすることで、出来栄えを楽しみましょう。改良点を提案したりして、さらに工夫を加えるといいでしょう。ただし、あくまでも本人に主導権をもたせ、トレーナー主導になりすぎないように注意してください。

人を笑わせる話を作る

対象：小学校高学年以上

人を笑わせる面白い話を作るプログラムです。

人間だけが笑います。その意味でも、笑いとは、高度に知的な能力に違いありません。人を笑わせるユーモアの技術は、人と打ち解け、好感をもってもらうなど、社会で活躍するうえでとても大切な能力ですが、発達に課題があるお子さんは、概してユーモアや冗談を言うのが苦手な傾向がみられます。笑いのためには、視点を変えた見方をすることが必要ですが、それが苦手なのです。

笑いを取るためには、みんなが通常どう考えるかを予測して、その裏をかく必要があります。つまり心の理論の能力も必要です。また、話のもっていき方も大事ですので、プランニングの能力や表現力も求められます。

進め方のポイント

笑いには二種類あります。人をけなすことで生まれる笑いと、自分をさらけ出すことで生まれる笑いです。前者の笑いには毒があり、トラブルの種になることもあります。社会的スキルとして磨いてほしいのは、後者です。

一番自然で害のない笑いは、その人が最近経験した失敗やアクシデントを話す中で、相手を笑わせるというものです。そこに、周囲の人が自然な突っ込みを入れて、いっそう盛り上がるということになります。つまり、笑いの一つの機能は、自己開示であり、自分の壁を崩すことなのです。

「ちょっと、聞いて。こんなことがあってね」と話し出すのが普通でしょう。日常会話の中での笑いは、自分の体験を語ることから始まるのです。実際、少し恥ずかしい体験を打ち明ければ、大抵は笑いが起きるものです。受けないのは、自分を開示せず、守りすぎているためです。守りすぎていると、聞く人は、真面目なだけで、面白みがないと感じてしまいます。

つまり、面白い話をしなさいと言われると、難しいですが、最近あった恥ずかしい出来事や失敗について話してくださいと言われたら、ずっと容易になるはずです。

そこで、まずトレーナーから、最近あった面白いことや、困ったこと、失敗談などを打ち明けます。そして、大いに盛り上がって笑います。そして、次にお子さんにも、そういう話を何か一つしてもらいます。大いに笑ってから、「その話、こんなふうに言ったら、もっと面白いよ」と、アドバイスしてもいいでしょう。

文章に書いた方が、面白い話が作れるという子もいます。会話は苦手なのに、漫才の台本を作ってきたり、笑劇の脚本を書き下ろしたりする子もいます。笑い話ではありませんが、童話や小説を書く子もいます。意外な才能を発見するかもしれません。台本を作って、それを人形劇にしたり、上演するといった取り組みを行うことが、その子の大きな転機になることもあります。

勉強の計画を立てる

対象：小学校高学年以上

小学校までは、単元ごとにテストがあり、宿題をきちんとしていれば、テストも何とかなります。しかし中学に入ると、学期に二回しかない定期テストは範囲も広く、宿題をしているだけでは対応しきれなくなります。そこで求められるのが、計画を立てて学習するという力です。大きな試験になればなるほど、こうした能力が必要になってきます。限られた時間の中で、範囲全体を一通りこなすとともに、自分の弱いところに効率よく時間をかける必要があるからです。

プランニングの能力が低く、場当たり的な勉強しかできない子では、知能自体が優れている場合でも、中学に入ったころから、成績が伸び悩みやすいと言えます。こうしたお子さんは勉強法がわからず、非効率的で散漫な学習しかできず、効果を上げることができないということになりがちです。塾や家庭教師にばかり頼っていると、かえってそうした力が身につかず、小・中は乗り切れても、高校大学と進んだ段階で壁にぶち当たることになります。早くからこうした能力を身につけることが大切です。

そこで、計画的な学習が苦手なお子さんのために、一緒に学習の計画を立て、またその子に合った学習法を考えるというのが、このプログラムです。

進め方のポイント

中間試験や期末試験など、目標となる試験に向けて学習計画を立てます。慣れていないお子さんのために、カードを使って計画を立てる方法です。

①まず、「次の試験のとき、勉強の計画を一緒に立てようか」と、あらかじめ声をかけておき、試験範囲がわかるプリントや教科書、ワークブックなどを用意してもらいます。

②試験日までの残り日数と一日の勉強時間から、全部で何時間の勉強時間がとれるかを、おおよそ把握します。逆に言えば、それだけの時間しかないということです。「この時間をどう使うかが大事だね」と話します。

③四センチ×五センチくらいの大きさに切ったカードを、一時間につき一枚として、全勉強時間数分だけ用意します。一時間では長すぎて集中が続かないという場合は、三十分または四十分を一単位にすることもできます。

④カードを科目ごとにおおよそ配分します。

⑤各科目について、やるべき学習内容を、優先順位の高い順にカードに書き込んでいきま

す。一枚のカードには、科目名と、一時間（三十分または四十分）の勉強で行える学習内容（問題集、プリントのページ、どんな勉強をするかなど）を記入します。このとき、学習法についての助言を行います。

⑥勉強時間が足りないことが明らかになるかもしれませんが、その場合は、勉強時間を増やすか、やることを絞り込むか、他の科目から時間を融通するか、対応を考えます。

⑦カードへの記入が終われば、それを日付ごとに並べ、スケジュールを組みます。出来上がれば、ノートか用紙に書き写して、学習計画表の完成です。並べたカードを、そのまま用紙に貼り付けて、計画表にしてもいいでしょう。

実際のトレーニング風景

S君は、小学時代には多動や不注意が目立ち、また友達の輪に入っていくのが苦手なお子さんでした。そうした問題の改善のため、相談に来られたのですが、家庭の支えや学校の先生の理解もあり、小学校を卒業するころには、行動の問題はあまり目立たなくなっていました。コンピューターが得意で、独学でプログラミングの勉強をして、ホームページや簡単なアニメーションを作ったりしていました。

しかし中学に入って、一時成績がふるわなくなり、ご両親も心配しました。小学校までは、ほとんどテスト勉強をしなくても、何とかなっていたのですが、中学ではそのやり方が通用しなくなっていたのです。理由は、テスト範囲が、小学校までとは比較にならないほど広くなり、しかも覚えなければならない知識も格段に増えたことでした。

そこで、学習の計画をしっかり立てることにしました。本人の話では、今まで一度も計画というものを立てたことがなかったと言います。

出来上がったスケジュール表を、S君はエクセルの表にして管理するようになりましたが、驚くほどきっちりと計画した学習をこなしました。成績はみるみる改善し、二学期では、クラスで上位の成績になり、三学期には、クラスでトップ、学年でも二位の成績に躍り出ました。その後、学年トップの成績を続け、本人は公立高校に進む予定だったので、特別な受験塾に通ったわけでもないのに、試しに受けた有名進学校にあっさり合格したのでした。潜在的な能力も高かったのでしょうが、計画的に学習することが、本人の能力開花につながった好例です。

第9章　行動と情緒のコントロール

本章では、行動や感情のコントロールを高めるトレーニングに取り組みましょう。まず、チェックリストで、お子さんの課題を把握することにしましょう。

チェックリスト8　**行動と情緒のコントロールの課題**

(1)　じっと座っているのが苦手で、手遊びをしたり体をごそごそ動かす。

①とても　②いくらか　③あまり　④まったく

(2)　楽しいことは、時間が来ても、なかなかやめられない。

①とても　②いくらか　③あまり　④まったく

(3) よく考えずに、思いつきで行動してしまう。
①とても　②いくらか　③あまり　④まったく

(4) 思いに反することがあると、パニックになる。
①とても　②いくらか　③あまり　④まったく

(5) イライラしたり、物にあたったりする。
①とても　②いくらか　③あまり　④まったく

多動、衝動性、気分のムラ

落ち着きがなく動き回るとか、衝動的に行動してしまうといった行動のコントロールの課題は、低年齢の児童にはとても多いと言えます。こうした行動の問題は、行動にブレーキをかける機能と関係が深く、行動のブレーキだけでなく、感情のブレーキも、同じ脳の領域の働きが関係しているため、行動のブレーキが弱いと、感情や気分のブレーキも弱いという傾向がみられます。

このブレーキの働きを強化していくためには、ただ厳しく注意し、我慢を覚えさせるということだけではうまくいきません。幼児期も後半に入ると、厳しい躾《しつけ》をしすぎると、かえって反抗的で攻撃的になったり、周囲を困らせる問題行動が増えたり、抜毛やチック、夜尿《やにょう》、虚言といった、もっとやっかいな症状が出てきたりしてしまいます。

かといって、溺愛するあまり、何をしても許してしまうような甘々《あまあま》の養育や何の指導もしない放任のかかわり方では、行動や感情をコントロールする能力が身につきません。

指導と受容のバランスが、とても大事なのです。指導は、枠組みやルールの部分ですし、受容は、その子をありのままに受け入れ、肯定してあげることです。バランス的には、受容や肯定が八割か九割で、一、二割が指導というところでよいかと思います。この割合は、誰でも同じ不変のものではなく、子どもによって、また同じ子でも、そのときの状況によって調整する必要があります。

自分を主張するのが苦手な、抑え気味な子には、指導の部分はできるだけ減らして、受容や肯定を増やす必要があります。自己主張が旺盛で、コントロールが弱い子には、枠組みやルールの部分を少し強めて接する必要がありますが、その場合も、受容や肯定を忘れないことです。

また、その子が弱っているときや困っているときには、受容や肯定を増やして、指導は控えめにした方がいいですし、その子が積極的に課題に取り組もうとしているときには、指導的なかかわりを増やして、力をつけることに注力すればいいでしょう。そういうときも、受容や肯定の部分を忘れないように行う必要はあります。

発達のトレーニングは、すべて行動や感情のコントロールを高めることに役立ちます。なぜなら、決まった時間枠の中で、一定のプログラムに次々と取り組んでいくためには、いま取り組んでいる以外のことに行動が向かわないようにブレーキをかける必要がありますし、取り組んでいることがとても楽しくて、もっと続けたいときも、次の課題に切り替えるために、楽しいことを止めなければならないからです。このことは、多くの子どもにとって苦手な課題で、切り替えるためにはブレーキがうまく働く必要があるのです。

ですので、トレーニング全部が、行動や感情のコントロールを高めるのに役立つわけですが、ときにはそうした課題に特化したプログラムで、ブレーキをかけたり、行動や気分を制御する能力を高めるための取り組みを行うこともあります。本章では、そうしたテーマに使えるプログラムをいくつか紹介しましょう。

振り返る力を高める

うまくいかなかったことを振り返る力は、新たな成長を生み出す原動力です。振り返る力が弱いと、同じ失敗を繰り返しやすいと言えます。

そもそも振り返る力が弱いと、自分がやった失敗をよく覚えていませんし、前後の経緯を思い出すこともできません。

最近あった出来事について振り返りながら語るということは、行動の変化につながりやすいですし、そうしたことができるということは、成長の潜在能力が高いということです。

行動や情緒の問題がある子どもや大人について、概して言えることは、振り返る力が乏しいということです。そうした問題を克服するためには、振り返る力を高めることがとても重要になってくるわけです。

それゆえ、最近あったことを思い出して、その状況を話してもらうことが、とても大事なトレーニングになります。最初は自分のしたことや経緯さえよく覚えていないということも多いのですが、話を丁寧に聞いていくうちに、段々思い出せるようになったり、順序立てて話すことができるようになったりします。きっかけやそのときの気持ち、自分の反応の仕方、もっといい対処などについて考えるアプローチは、**認知療法**と呼ばれるトレーニング法です。

また、引き金となる原因を見つけ出して、それをなくすことで、悪い反応を減らすこともできます。これは**行動療法**や**応用行動分析**で用いられるアプローチの一つですが、認知療法と行動療法を合わせて**認知行動療法**と呼びます。

認知療法や認知行動療法では、記録をつけてもらうことが多いですが、発達の課題がある子どもさんは、概してそうしたことが苦手で、かえってストレスになる場合もあります。親御さんについても同じことが言え、記録をとることが苦手だったり、負担になって続かなくなったりすることも多く、あまりその点にこだわらない方が現実的です。

セッションのときに振り返って話をするという方法でも、十分効果が期待できますので、あまり厳格になりすぎない方がいいでしょう。

そうしたトレーニングの例をいくつか見ていきましょう。

イライラをコントロールする

対象：全年齢

何か困ったことがあったときや、自分の思い通りにいかないとき、どうしてもイライラしてしまい、さらにその気持ちをうまくコントロールできずに、人やモノにあたってしまうようなお子さんが多くいらっしゃいます。

イライラしたときに、自分の気持ちや行動をコントロールする力を高めるためのトレーニングです。

進め方のポイント

①まずイライラしやすい場面や、イライラしてトラブルになったエピソードを思い出して語ってもらいます。

②原因やきっかけ、そのことをどう思ったか、どういう反応が起きたか、それにどう対処しているかなどについて話し合ったり、教示したりします。

認知療法的なアプローチにおいても、イライラする気持ちを共感的に受け止め、困ったことを気軽に話せるという安心感が大切です。イライラすることがいけないことのように言ったり、「そこがダメなの」というような否定的な言い方は禁物です。

イライラしたとき、どうすればうまく対処できるのかについて、いくつか具体例を提示しながら、お子さんと一緒に考えていけるとよいでしょう。

実際のトレーニング風景

Ｄくんは小学三年生。幼少期から、些細なことでも傷ついてしまう過敏な傾向がありました。小学校入学後も、怒られたり悪い点を指摘されたりすることに過度に敏感で、自分の非を責められると、感情をコントロールできなくなり、パニックになってしまいます。

Ｄくんとは、約一年半、セッションを続けています。セッションを始めたころは、自分の気持ちや考えを言語化することが難しく、そのため感情が暴発してしまうこともしばしばでした。しかし最近は、自分の気持ちや考えを言葉にすることができるようになるとともに、「これくらいなら大丈夫！」「そんなに難しく考えなくても、何とかなる！」と、前向きに気持ちを切り替えられることが増えています。

次は、そんなＤくんとのトレーニングの一例です。

導入と振り返り

〈Ｄくん、最近、何かイライラするなぁ～って思ったこと、ある？〉

「うーん……。Ｒ（妹の名）とはいっつもケンカしてるけど……」

〈そうかぁ。どんなことでケンカするの？〉

「僕のおもちゃを勝手に使ったり、壊したりするんだよねー」

「そんなときどうするの？」

「〝こらー！〟って言うときもあるよ。それで、ママに僕が怒られて……」

〈そうか。じゃあさぁ、どうやったら、イライラの気持ちを上手に表現したり、発散させたりできるかなぁ～？〉

「えー、わかんなーい」

〈イライラを上手に表現する方法、実はいろいろあるよ！　一緒に考えてみようか！〉

心理教育と認知行動療法的アプローチ

ここでトレーナーより、イライラを抑えたり、イライラを発散させる方法を具体的にいくつか紹介します。


【具体例】ゆっくり十数えてみる。

お腹に手を当てて、深呼吸する。

その場所を離れる。

頭の中でイライラの蓋《ふた》を閉めたイメージをする。

気持ちが落ち着くツボをマッサージする。

枕やクッションをサンドバッグのように叩く。


〈Dくんはどれが、いいなって思うかなぁ～？〉

「僕、いっつも嫌なことがあったら、トイレに逃げてるよ」

〈おぉ、そうなんだ！　よい方法だね！　トイレに逃げたら、気持ち、どう？〉

「一人になって、落ち着かせるんだよね。そしたらちょっとすっきりする感じ！」

〈いい方法だね〉

「あと、布団《ふとん》にパンチしたりもよくするよ！」

〈それもいいね！　布団にパンチだったら、誰も痛い思いしたり、嫌な気持ちになったりしないしね！〉

「今度、教えてもらったほかのやり方もやってみる」

〈そうだね。やってみて。あとね、普段から〝自分はどんなときにイライラしやすいか〞を

知っておくといいかもしれないね。Dくんは、どんなときにイライラしやすい？〉

「自分のものを勝手に触られたり、場所が変わっていたり……」

〈そうだったね。Dくんは、とてもきっちりしてるんだね〉

「いつもそのことで、Rとケンカになる。ママはRばっかり、かばうし……」

〈そうか。それで余計腹が立つのか〉

「うん」（深くうなずく）

〈でも、これでイライラの原因が一つわかったから、少し対処しやすいかも。もし、Rちゃんが、Dくんのものに触って、ケンカになって、ママに怒られてイライラしたときも、〝あ、これ、いつものパターンだ！〟って思えるでしょう〉

「そうか」

〈でも、ママに怒られて、イライラする前に、何かできることはないかな？　Rちゃんは、Dくんのどんなものを触りたがるの？〉

「大事にしているカードとか、マンガとか……」

〈大事にしてるんだ。それで、場所が変わったりしても、嫌なのかな。……何かいい方法ないかな〉

（Dくんが何か思いついたように、手を上げる）
「特に大事なものを、Rのわからないとこに、しまっておく」
〈なるほど、それって名案だね〉
「うん、やってみる」

Dくんは以前に比べ、「こういうときはどうすればよいのか？」ということを、落ち着いて冷静に考えられるようになってきています。実際に日常生活の中でも、パニックになったり、気持ちが不安定になることが、以前に比べて減ってきているようです。

うまくいく秘訣と工夫

まず、何か嫌なことがあったときに、イライラするのはごく自然なことだということ、また、イライラすること自体が悪いことなのではないということを共有できるといいでしょう。そのうえで、イライラしたときの対処法を一緒に考えていくことで、お子さんも、安心感をもてると思います。

さらに、認知行動療法のアプローチをもちいて、イライラの引き金になることを突き止め、予防策を考えたり、受け止め方を考えたりすると、いっそう改善につながるでしょう。

怒りのコントロール

対象：小学生以上

怒りのコントロールも、発達の課題を抱えたお子さんには、とても多い課題です。周囲も手を焼いていることが多いと言えます。

しかし、きちんとしたトレーニングをしても改善困難というケースはむしろ少数です。トレーニングを通じて、子どもの中に新たな思考回路や対処法を育てていくと、大人以上に速い進歩を示すことも多いものです。

ここに紹介するプログラムでは、具体的なエピソードから入って、そのときの気持ちや背景について振り返り、イメージをもちいながら、認知を修正していくという方法で、子どもとやりとりしながら認知や行動のパターンを変えていきます。

自分を振り返り、言語化する力がついてくるにつれて、行動も変わっていきます。また、一般的な認知療法が難しい子どもでも、イメージを用いることによって、自分の心に起きていることがとらえやすくなり、自己理解や行動の変化につながります。

怒りの程度を、ゲームのレベルのように、ポイントや数字で表すのも一つの方法です。心の容量をタンクに見立てて、どれくらいいっぱいになっているか、伝えてもらうだけで、自分の状態の理解につながります。

この方法の優れた点は、怒りをコントロールする力を高めるだけでなく、コミュニケーション能力や自己表現力を高めることにも役立つことです。

実際のトレーニング風景

Gくんは、とても過敏な小学四年生の男の子です。

〈Gくん、学校で嫌なことってある？〉

「大嫌いな『猫』のことを聞くこと。わざと、『にゃー』と鳴きまねをする子がいる」

Gくんは、猫が苦手で、急に猫が現れたりすると、パニックになるほどです。

〈そのときどうしてるの？〉

「我慢してる。無表情で」

〈そうかぁ。でも心の中は？〉

「嫌。帰って爆発する。そのせいで、何もできなくなる。猫で爆発」

〈そんなときの怒りのレベルを教えて〉

絵で怒りのレベルを示してくれる。

「ポイントが一〇〇で満タン中、猫で七〇ポイントつく」

〈他にも怒りポイントついたことある？〉

「今日お父さんに言われた事件は、二〇ポイント」

〈メーター貯まってきたね。どうすればメーター減るんだろう？〉

「減る方法は、好きな絵を描くと、マイナス五ポイント。あとは十分ごとに一ポイント減る」

〈なるほど。好きなことしたり、時間が経つと減るのね。どうやったら増えないのかな？〉

と、一緒に考える中で、嫌なことがあっても、切り替えることができたら、あまり引きずらないで済むことを話してくれました。

そこから、怒りをただ我慢するというのではなく、嫌なことがあっても切り替えられたらいいと、目標が変わっていきました。

〈嫌なことは、防ぎようがないけど、切り替えることは自分で努力すればできるものね〉と言うと、

「やってみる」と明るい顔になりました。

トレーニングのポイントと工夫

怒りなどの感情を数字にしたり、怒りのタンクがどれくらい満タンになっているのか、イメージ化したりすることで、自分の気持ちをモニタリングする能力が高まっていきます。こうしたセッションを続ける中で、Ｇくんが家で大暴れすることも、すっかり影をひそめています。

また、怒りのコントロールにおいては、引き金となるストレスを減らすことも重要ですので、ご家族や学校の先生に本人の特性を理解してもらうことも、とても大切です。

切り替えが苦手な子へのアプローチ

対象：全年齢

何かをやりだすと、切り替えることができずそればかりやり続けようとする傾向は、しばしば生活上の困難をもたらします。宿題一つやらせるのにも、大変な労力がかかってしまうということも少なくないでしょう。時間を決めていても、毎回ゲームをやめさせるのに大騒動してしまうご家庭も珍しくありません。

実際、トレーニングに通ってくるお子さんでも、もってきたゲームをなかなかやめられず、セッションの時間が始まっているのに、まだやり続けてしまうという子も、中にはいらっしゃいます。裏を返せば、まさにその子の課題そのものが出ているわけで、課題を改善するためのチャンスだとも言えるわけです。

トレーニングを担当するカウンセラーたちは、その辺りの扱いがさすがに上手で、あの手この手でうまく切り替えをさせて、それを課題の改善につなげていきます。ご家庭でも、そうした方法をぜひ取り入れて、活用していただければと思い、二、三紹介することにしました。

したがってこの項目は、トレーニング・プログラムというよりも、対処の仕方やアプローチに関するものです。

まず基本となることは、好きなことに熱中していることを、あまり否定的に見るのではなく、寄り添う姿勢をみせることが大事だということです。実際、他のことが耳に入らなくなるお子さんに、「止めなさい」ときつく叱っても、たとえそのときは従ってくれたとしても、次第に反発を生み、心からの意欲や関心をもってもらうことにはつながりません。

自分がしていることを無理やり邪魔されたという意識がどこかに残り、心を閉ざしてしまうことにもなりかねません。

「いつまでやってるの」とか「そろそろ止めたら」といった否定的な言い方ではなく、その子の主体性を尊重した言葉かけが基本になります。どうすればいいかというと、その子の関心をもっと惹きつけることを提案したり、意欲を掻き立てたうえで、「(そちらの方を)早くやろうよ」と誘うのです。

その場合、その子の特性を考慮する必要があります。たとえば、報酬(ご褒美)に敏感な子の場合には、「あと一分で止められたら、〇〇くんの大好きなプログラムをやろうかな」と提案したり、時間が守れたらポイントがもらえるポイント制をとることも有効です。

競争になるとスイッチが入る子もいます。そういう子には、ストップウォッチで時間を測りながら、〝実況中継〟をするという方法もあります。「二分経過しましたが、まだ、気持ちが負けて、動けないようです。いや、そろそろ本気を出すか。おっ、立ち上がれるか。大逆転で、三分の壁を破れるか」といった具合に、お子さんの一挙手一投足を、古舘伊知郎《ふるたちいちろう》さんばりに描写するわけです。三分に近づいてくると、カウントダウンしてもいいでしょう。心の闘いを闘っているというイメージで、本人の負けん気に訴えるわけです。

もう一つの方法は、まずは本人の世界を共有するところから始め、会話のやりとりをしな

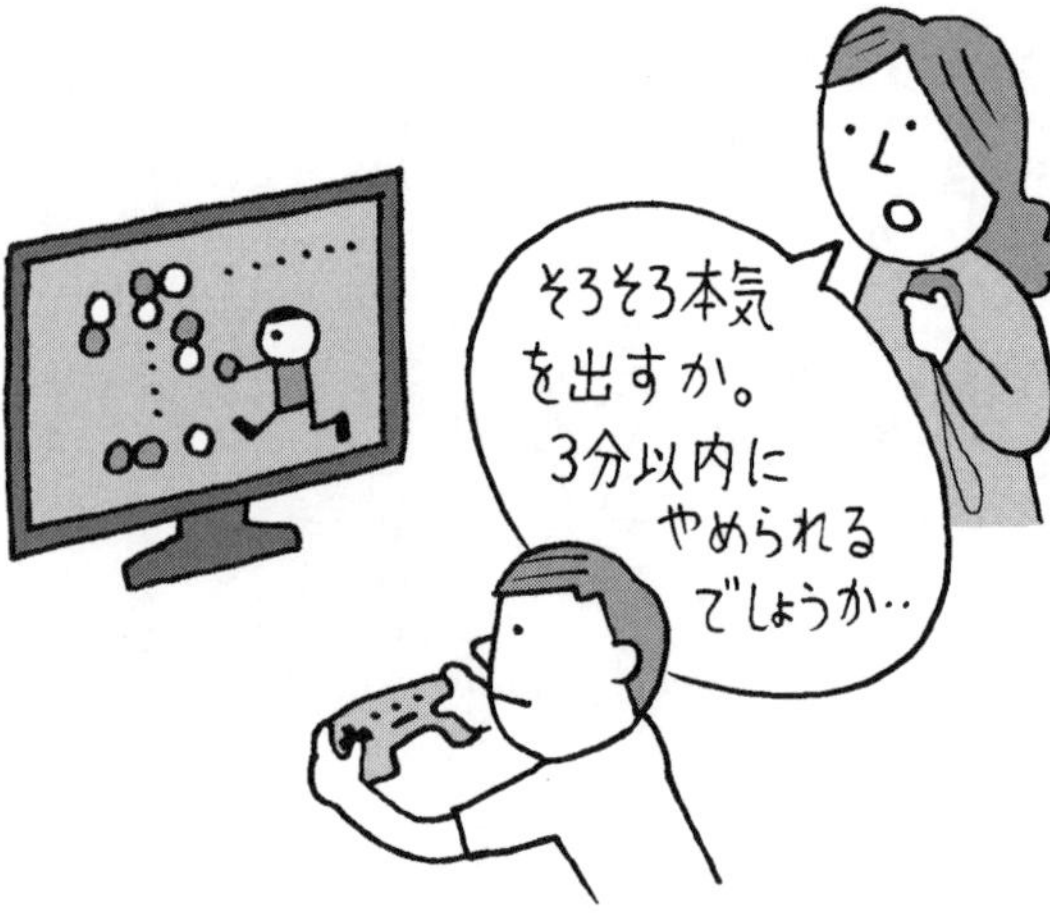
そろそろ本気
を出すか。
3分以内に
やめられる
でしょうか…

がら、後の例のように言葉遊びで、気持ちを切り替えるという手です。少し高等テクニックですが、よく使う方法です。

いずれにしても、直接的に注意するのではなく、子どもが面白がるような言い方が子どもにも入りやすいと言えます。

もっと関係ができてくると、スポーツのコーチのように、「ぐずぐずしないで、さあ始めるよ」と活を入れてもいいでしょう。

実際のトレーニング風景①

中学一年生のBくんは、iPadでよくゲームをしていて、ずっと持ち歩いています。切り替えられずに、ゲーム時間が長くなっていました。家庭では、ゲームを取り上げられると怒り狂い、そのことを引きずって他のことも手につかないこともありました。その日も、入ってくるなり座り込み、ゲームの画面を見たままです。

〈Bくん、何のゲームしてるの？〉

ゲームの名前を上げながら、トレーナーにもゲームを見せ、楽しそうに説明します。トレーナーもBくんの話に耳を傾け、まずは関心を共有することにしました。ゲームの画面を眺めながら質問します。

〈ゲーム、どれくらいしてるん？〉

「ひよこちゃん一日十五キロ走らせるねん。一回一〜二キロってとこかな」

〈ひよこちゃんめっちゃ走るやん〉

「そうやねん！　ひよこちゃんすごいやろ」と笑う。

〈そんな走らせたら、ひよこちゃん疲れはるんちゃう？〉

〈B君、もうそんな走らさんといてーって言ってないか？〉

「なんまやー！　走らせすぎたな」と、また笑い。

〈休ませてーて、言ってない？〉

「ほんまやな！　疲れた言うてるかもしれへん」

〈一日半分くらいの八キロくらいにしたったら？〉

「せやな。それいいな。一回やったら最後までやらな嫌やし、これで終わらせるわ」と言うと、ゲームを閉じて、課題に向き合うことができました。

実際のトレーニング風景②

小学四年生のCくんは、大好きな電車の話になると止まらなくなり、電車に関するものを触ったり、話を始めると、切り替えが難しくなります。

まずは、Cくんの好きな電車について、情報を教えてもらい、〈△△って何？　すごい詳しいね、博士やな〉などと、興味をもって話を聞き、共有します。

Cくんは電車のおもちゃを動かしながら、「次は○○です」とアナウンスすることを、駅名を変えて繰り返します。トレーナーもCくんの世界観に入り込み、〈次降ります〉などど加わります。

〈あ、もうこんな時間。終電です。車庫に戻らないとな〉と言うと、C君は、はっと気がつき、時間を確認し、最後の電車を走らせて、車庫に戻せました。

こうした対応を積み重ねていくと、無理やりさせられるという不安や苛立ちではなく、自分のペースを尊重してもらえるという安心感が育ち、結局長い目で見ると、主体的な変化や意欲が生まれやすいのです。

こだわりを変えるトレーニング

対象：小学生以上

こだわりが強く、一つの行動パターンや興味にだけとらわれてしまい、他を拒否してしまうということも、発達の課題を抱えた子には、よくみられることです。

こだわる気持ちをよく理解し、本人と世界を共有することが、第一です。本人と話し合いながら、まずその点を深めていきます。

そのうえで、本人の行動や興味を少しだけ広げる提案をします。その場合、大事なのは、本人だけがそのチャレンジに取り組むのではなく、トレーナーと一緒にやってみようと、提案することです。

トレーナーという助っ人が介在することで、自分一人では踏み出せないチャレンジにも、踏み出せることも多いのです。

こうして半歩でも一歩でも、新たなチャレンジに乗り出すと、それまでのこだわりが薄らぎ、行動に変化がもたらされるようになります。

動作法を取り入れたトレーニング

対象：全年齢

九州大学教育学部（当時）の成瀬悟策《なるせごさく》氏によって提唱された臨床動作法は、当初脳性マヒの患者の機能回復を目的としたものでしたが、その後、自閉症やＡＤＨＤをはじめ、さまざまな状態の改善に有用な方法として発展しました。

その基本は、一枚の敷物の上で子どもにある動作をさせて、それをトレーナーが手を添えて助けるという一見シンプルなものです。例えば、あぐらをかいて座った格好で、胸の前で手を合わせた祈りのポーズをとります。そのポーズが崩れないように、体をゆっくりと、左側にねじります。もうこれ以上ねじれないというところまできたら、そこで止まり、呼吸を整えながら力を抜きます。すると不思議なことに、もう少しねじれるようになります。さらに二、三度繰り返すと、意外なほど大きくねじることができます。いったん戻して、今度は右側で同じことをします。

このポーズは「乙女の祈り」と呼ばれますが、さまざまなポーズに取り組むことができます。

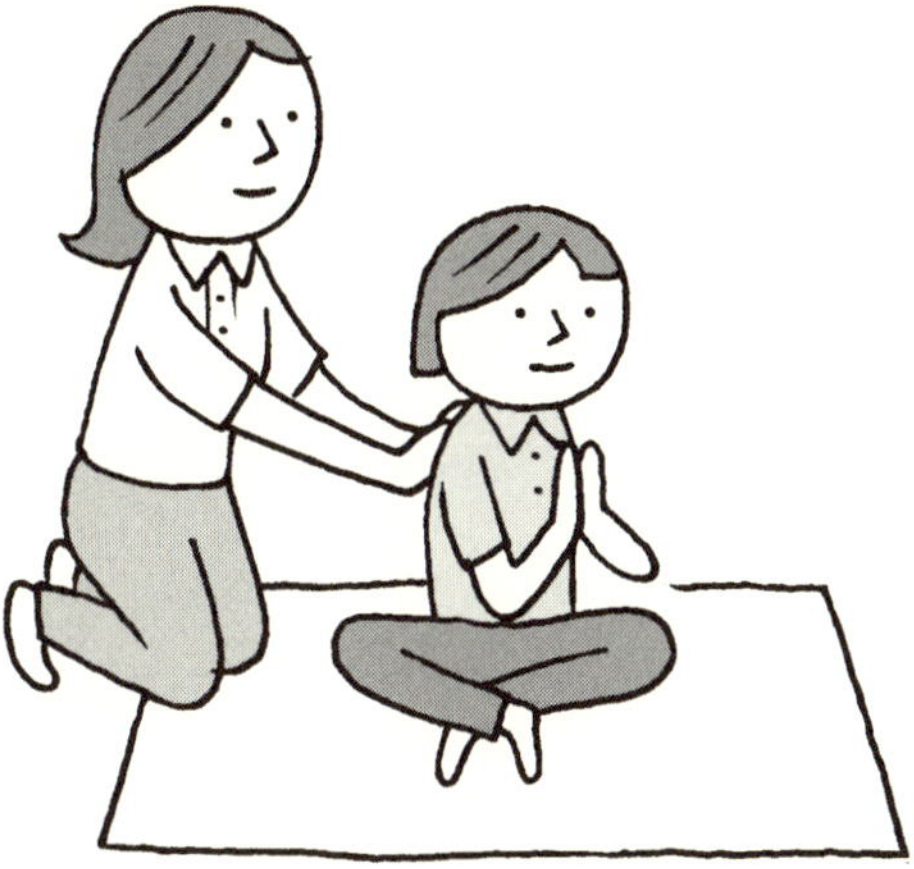

乙女の祈り

こうしたトレーニングを行うことで、体の緊張を緩めることを体得していきます。不思議なのは、その効果が、体が柔らかくなるだけでなく、行動や感情のコントロール、さらに言葉やコミュニケーションの面にまで及ぶことです。狭い場所で密着し、体に手を添え、動作を行うということには、愛着システムを介した作用があるのかもしれません。

場所をとらずに行えることから、家庭などでのトレーニングにも適していると思われます。

マインドフルネスを活用する

対象：小学校高学年以上

行動や感情のコントロールを高める方法として、近年注目されているのが、マインドフルネスです。マインドフルネスでは、呼吸や体の感覚に注意を向けることで、否定的なとらわれや負の感情の連鎖を止め、心の安定を助けます。

マインドフルネスは瞑想《めいそう》や禅《ぜん》、ヨガなどの影響を受けて、イギリスやアメリカで生まれたものですが、日本や東洋には、マインドフルな心のもち方を大切にする文化や風土が、はるか昔から根付いており、その意味でも、西洋人以上になじみやすいものだと言えるでしょう。


近年では、発達に課題のある子どもやその親を対象にしたものとしても行われ、その効果が報告されています。ご家庭でも簡単に実施できるので、発達トレーニングのプログラムの一つとして、取り入れてみるのもいいでしょう。通常のマインドフルネスは、三十分程度の時間をかけますが、子どもにとっては、三十分は長すぎます。最初は三分でも五分でもいいでしょう。短時間でも継続することによって、効果が生まれると感じています。

マインドフルネスの方法については、たくさん本も出ていますので、ここでは詳しくは触れませんが、初めて知ったという方のために、簡単に説明しておきましょう。

まず、まっすぐに上体を保った姿勢で座り、自然に呼吸をします。軽く目を閉じることが多いですが、目を閉じなくてもいいです。注意を呼吸に向けて、空気が鼻から入り、肺の奥に流れ込み、肺を膨らませ、またゆっくり出ていくのを感じます。雑念や不安、イライラなどの感情が湧いても、そのままにして、ただ、呼吸の方に意識を戻します。そうしているうちに、雑念や不快な感情も、空に浮かぶ雲のように流れ去っていきます。

マインドフルネスの基本は、呼吸瞑想だと言えます。呼吸瞑想の効果は、気持ちがすっきりと落ち着き、整えられるということです。それによって、気持ちに平静さや余裕が回復し、集中力や判断力、意欲が高まるとされています。

トレーニングの最後でもいいですし、途中で挟むのもいいでしょう。ぜひ試してみてください。対象年齢としては、小学校高学年以上が適していると言えます。

第10章　愛着アプローチ

最後の章では、安全基地機能を高め、愛着を安定化させることで、トレーニングの効果を何倍にも高めるアプローチについて説明しましょう。その前にチェックリストをつけてみてください。

チェックリスト10　愛着の課題

（1）お子さんは、本音をあまり話してくれない。
①とても　②いくらか　③あまり　④まったく

（2）イライラして子どもを感情的に叱ることがある。
①とても　②いくらか　③あまり　④まったく

（3）ほめることより、叱ることや注意することの方が多い。
①とても　②いくらか　③あまり　④まったく

（4）父親（母親）の悪口を子どもに言うことがある。
①とても　②いくらか　③あまり　④まったく

（5）可愛がるときと、突き放すときの差が大きい。
①とても　②いくらか　③あまり　④まったく

トレーニング効果を倍加させる「愛着アプローチ」

発達でいう「愛着」とは、母親（または、母親代わりの養育者）と子どもの間に結ばれる絆《きずな》のことです。この絆は単に心理学的な絆と言うよりも、生物学的な絆で、母親が授乳やだっこをしたり、つきっきりで世話をしたり、子どもの反応に応える中で形成されます。一歳六か月くらいまでが、愛着形成にとってもっとも重要な時期とされ、その間はできるだけそばにいて、だっこなどのスキンシップをもち、絶えず注意を注いで、子どもの求めに応えることが重要とされます。

安定した愛着が形成されると、その子は安心感や人に対する信頼感、ストレスに対する抵抗力を手に入れやすく、また知能や社会性の面でも良好な発達を遂げやすいとされます。さらに、その後の人生で安定した対人関係をもちやすく、伴侶《はんりょ》の獲得、夫婦関係、子どもを産み育てることに問題を抱えにくくなることが、多くの研究で示されています。

逆に、不安定な愛着しか育まれないと、その子は、それらすべての面でマイナスの影響を被り、本来は何の問題もない子どもであっても、きわめて不利なハンディを抱えてしまうのです。

愛着の土台は、一歳半くらいまでの幼い時期の母子関係が大きく影響するのですが、決してそれですべて決まるわけではなく、かなり可塑性があります。その後のかかわりで、いい方向に挽回することもありますし、いったん安定した愛着が形成されていても、台無しになってしまう場合もあります。

養育者との愛着が安定しているとき、その養育者は「安全基地」として機能しています。逆に言うと、養育者やその子にかかわる重要な存在の方が、「安全基地」としての役割をうまく果たすと、愛着が安定し、安心感や対人信頼感を高め、発達に対しても促進的に働きます。

そのことに注目して、働きかけを行うのが「愛着アプローチ」です。愛着アプローチでは、問題行動や症状といった悪い点にばかり目を注ぎ、その点を改善することに血眼《ちまなこ》になるのではなく、その子にとって「安全基地」となるかかわりをもつことで、愛着が安定することを目指すものです。この取り組みによって、自然に問題行動や症状も改善していきます。

発達に課題をもつお子さんの場合、愛着アプローチは、とても強力な支援法です。発達のトレーニングと併用することで、その効果を倍加させるので、最後の章である本章では、愛着アプローチについて説明したいと思います。

安全基地が子どもの能力を最大化する

安全基地となる存在は、いざというとき、いつでも自分を守ってくれ、応援してくれるという安心感を子どもに与えます。そのことで子どもは、失敗や困難を恐れずに、新たな挑戦をする勇気がもてるようになるのです。安全基地となる存在のバックアップは、その子の能力と可能性を最大限に発揮させるのです。

逆に失敗したら、怒鳴られたり、厳しく叱責されたりしていたら、子どもは萎縮してしまい、のびのびと主体性を発揮して、課題に取り組めなくなってしまいます。指導する人の顔色ばかり気にして、チャレンジすることを楽しむことができません。たとえ、厳しい指導で成果が出たとしても、それは親や先生に認めてほしいからやっているだけのことで、早晩頑張ることがつらくなって、やめてしまいます。結局その子の力を伸ばしきれませんし、真の意味で才能を開花させることにもつながらないのです。

愛着アプローチの特徴は、どんなに困難で難しい課題を抱えているケースにも有効であるということです。発達課題を抱えた子どもさんにも、もちろん有効です。発達に課題があると、どうしても親御さんは、できないことを指導しすぎたり、過保護になりすぎたり、厳しく叱ったりして、親子関係にも歪みを生じやすいのです。発達の課題に、愛着の課題が加わることで、いっそう対人関係がうまくいかなくなったり、反抗的になったり、不安や神経過敏が強まったりして、適応の問題を起こしやすくなります。愛着アプローチでは、親が一番子どもの力になれるように、安全基地としての役割を取り戻す方向に働きかけを行います。

親自身が、自分の親から厳しく指導されて育っていたり、甘えを許してもらえなかったり、虐待されて育っていたりすると、それと同じようにわが子に接してしまいがちです。そういう場合には、親自身が抱えているトラウマや、そこから生じる自動反応を克服していく必要があります。そうした点は、自分では自覚していないことも多いのですが、まず親が自分の課題を自覚するということが、改善の第一歩になります。

安全基地の条件と振り返る力

それでは、子どもにとっての安全基地であるためには、どうしたらいいでしょうか。

第一の条件は、**安全感**、つまり安全が守られるとともに、子どもの安心感を脅《おびや》かさないということです。暴力や否定的な言動が子どもを傷つけることは言うまでもありませんが、間接的に子どもの安全感を損なうことにも注意する必要があります。たとえば、親が不安定になったり、パートナーと言い争う姿を見せることは、子どもの安全感を著しく損ないます。

そうならないためには、親も安全基地となってくれる存在によって支えられ、心の余裕をもち、幸福であってほしいと思います。たとえ不幸と感じる状態があっても、子どもには、不幸な表情をできるだけ見せない方がいいでしょう。

もう一つ、子どもの安全感を脅かす要因となっているのは、親の価値観や期待を子どもに押し付けてしまうことです。「教育虐待」という言葉もよく使われるようになりましたが、子どもが望みもしない教育を押し付けることも、一つ間違うと虐待になってしまうのです。

ごく普通の教育熱心な家庭ほど起きやすい問題と言えるかもしれません。

第二の条件は、**応答性**です。応答性とは、求めたら応える、打てば響く関係です。子どもが助けを求めているのに知らん顔をしたり、「今は忙しい」と後回しにしたりすることは、この応答性を損ない、安全基地とはみなされなくなってしまうのです。求めたら、たとえいつ何時であろうと応えてくれる存在が、本来の安全基地なのです。もちろん、何でもかんでも応えなければいけないというわけではありませんが、求めたときには応えるというのが、大きな原則です。逆に、求めてもいないことをするということは、慎まねばなりません。つまり、本来の応答性は、子どもの主体性を尊重することでもあるのです。

第三は、**共感性**です。共感性とは、子どもの目線で感じ、考えるということです。親が大人の視点で考えて、それが正しいのだから言うとおりにすればいいというのでは、子どもは〝操り人形〟になるだけで、うまく自立できませんし、自分の人生を生きられません。

良い親を精一杯やってきたつもりなのに、子どもから蛇蝎《だかつ》のごとく嫌われたり、縁を切られてしまうという親も、今では少なくありません。そうした親に共通することは、自分の視点でしか物事が見えていないということです。子どもから完全に拒否されてもなお、「なぜ自分のような献身的な親が、こんな目に遭うのか」としか考えられず、子どものことを理解しようとしないのです。子どもの視点で感じるという共感性の欠如がもたらした悲劇です。

第四の条件は、安全感を守ることとも関係していますが、**秩序性**です。子どもが安心して暮らせる生活環境を整え、いつ何時何が起きるかわからないような〝無法地帯〟ではなく、予測がつく落ち着ける環境を維持することが大切になります。一定のルールやいつも変わらない態度や愛情に守られているということが、子どもの安心感の拠り所にもなるのです。

そして、最後に、**振り返る力**です。振り返る力が高い親は、実際のところ、安全基地となって、わが子と安定した愛着を育みやすいのです。たとえ不遇な境遇で、虐げられて育っても、振り返る力が高いと、その負の影響を免れることができるとされます。振り返る力を高めることで、虐待されて育った人も、自分に背負わされた負の連鎖を食い止めることができるのです。

逆に、安全基地となるのを妨《さまた》げる要因としては、親の振り返る力が弱く、親自身の視点でしか物事が見えず、知らずしらず親の基準やルールを押し付けてしまうこと、そのことと結びつきやすいのですが、完璧主義の傾向が強く厳格すぎる指導をしてしまうこと、親自身に気分のムラや感情的になりやすい傾向があって、そのときの気分や機嫌で対応が変わってしまうことなどが挙げられます。いずれの場合も、子どもは親の顔色ばかり気にして、肝心なことに集中できなくなります。

愛着アプローチ——症状や問題行動に焦点化せず、背景に目を注ぐ

対象：全年齢

実際に愛着アプローチを進めていくうえで、もっとも大事なことは、症状や問題行動に注意を奪われないということです。それよりも、その背景にある子どもが置かれた状況、ことに親やその子にとっての重要な他者との愛着関係に目を注ぐということです。

愛着アプローチでは、症状や問題行動を減らそうとはせず、それは、不安定な愛着状況から生じた結果にすぎないと考えます。むしろめざすべきは、不安定な愛着を安定化させることなのです。言い換えると、安全基地を取り戻すということです。

ケース1

Aちゃんは小学五年生。学校に行こうとすると腹痛を訴えるということで、相談に来られました。Aちゃんには、他者の顔色をうかがうところもあり、来談当初は、「学校に行きたくない」という気持ちを、お母さんになかなか打ち明けることができずにいました。

当時、Aちゃんのお母さんは、「何でこんなこともできないの?」「もっと頑張りなさい」

と、Aちゃんに対して厳しく接しておられました。また、自分の思うように子育てができないことへの歯がゆさや苛立ちを、涙ながらにカウンセラーに訴えられることもありました。

そのような状況の中、Aちゃんとカウンセラーとのセッションが始まりました。やってきた当初は緊張した様子を見せていたAちゃんでしたが、月に三〜四回のセッションを続けていく中で、少しずつのびのびと自分自身を表現することができるようになっていきました。

また、毎回のセッションの最後に、カウンセラーは必ずAちゃんの頑張っているところや、そのセッションの中でみられたAちゃんの素敵な部分をお母さんに伝え、共有するようにしました。こうしたやりとりを繰り返していく中で、お母さんのAちゃんに対する見方にも、少しずつ変化がみられるようになったのです。

以下に紹介するのは、あるセッションの中で、Aちゃんのお母さんから語られた言葉です。


「この前、Aが〝お腹が痛い〟と言って、学校に行くのを渋ったんですよね。それで私、〝お腹が痛いんだったら、無理して行かなくていいよ〟と伝えました。そうしたら、次の日から、A、学校に行けるようになったんです。これまでは、自分の感情を押し殺していたのかもしれません。嫌なことがあっても、我慢したり、私に隠していたり……。かわいそうだったなぁと思います。
Aは発達面に課題があることもあって、他のお友達のようにできないことが、これからもいろいろあると思います。でも、今はどんなことにも、のびのびと楽しめることが、Aにとっては一番大切なのかもしれませんね」

このように、お母さんのAちゃんに対する見方やかかわり方が変わっていく中で、Aちゃん自身の身体症状はかなり落ち着き、学校にも休むことなく通えるようになっていきました。Aちゃんはもともと、自分から友達の輪の中に入っていくことや、新しいことに挑戦することに不安が強いお子さんでしたが、自らお友達を誘って遊びに出かけたり、野外活動に参加したりすることもできるようになっていったのです。

ケース2

Aくんは小学四年生。否定されることに過敏に反応しやすく、みんなと仲良くかかわりたいのに、自分の思いを素直に伝えられず、つい相手が嫌がるような行動をとってしまいます。本人の思いとは逆に怒られ、避けられることが多くなり、ますます注目を惹こうとする行動が増えるという悪循環に陥っていました。寂しさを抱えているのに、両親からは怒られるばかりで、甘えることも、本音で話すこともできなくなっていました。

最初のころは、困ったことなど何もないと言い、そのくせカウンセラーの顔色をうかがい、嫌われないように気を遣う様子がみられました。幸い一緒に遊びたい思いも強かったので、カウンセラーは、一緒にAくんの好きな遊びを共有する中で、関係性を築くことを心がけたのでした。

遊びを通して、〈困ったことない？〉と訊ねると、

「黒板の字を写すのがいや」とだけ答えが返ってきました。

友人との関係で困ることはないかと訊ねると、「ないよ。ケンカもしてない」と、きっぱり否定します。何を聞いても、深く聞かれないように予防線を張る答えが多いようでした。

〈もし何かあったら言ってな。先生はAくんの味方やし。怒ったりしないよ。話してくれたらAくんが過ごしやすくなるよう一緒に問題解決できたらなって思ってるし〉

「うん」といい、しばらく遊びを続けていました。それから手を止め、Aくんはカウンセラーの目を見て、

「学童、やめたいなー」と言いました。

〈そっかぁ。どうしたん？〉

「ちょっと嫌なことあって……」と、ある出来事を話し始めたのです。

周囲から孤立気味のAくんでしたが、別に一人でいたかったわけではないのです。数日前、仲間に入れてもらおうと、思い切って声をかけたのですが、断られてしまったのです。

〈よく話してくれたね。勇気出して友達に声かけたんだね。一緒に遊びたかったんだね〉

カウンセラーは、むしろ友達に素直に気持ちを言えたAくんの変化に驚きました。でも、生憎《あいにく》その思いは、踏みにじられるようなことになってしまったのです。

Aくんが、あまり落胆しないようにと、

〈ふざけて断ったのかな。でも嫌な思いするよね。Aくんのことが嫌いで断ったんじゃないと思うよ〉と希望的観測で言いましたが、何かひっかかるものがありました。

「理由聞いたけど言ってもらえなくて、悲しくて逃げた」と、うなだれています。いたたまれないくらい、つらかったのでしょう。

家では困ったことは「隠す」と言います。学校のことは一切話さないとのことでした。理由は「（親が）怒る気がするし、反応が怖い」からだそうです。

〈お母さんもAくんに話してほしいと思うよ。お母さんも味方だよ。一緒に考えてくれると思うけどなぁ〉

母親とは、定期的にお会いしてお話をしていましたが、本音が言える関係を取り戻せるように、どんなときも怒らずに、ただ聞いてあげてくださいと、お願いしていました。このときは、Aくんの様子がことさら気になったので、優しく見守ってくれるようにお伝えしたのでした。

実は、事態は想像していたより深刻だったのです。数名の男の子が、Aくんを仲間外れにしようと、示し合わせていたのです。

でも、次にやってきたとき、Aくんの顔はすっかり明るくなっていました。

「学校であったこと、お母さんに言った」

〈言えたやん。お母さんも困ったことは我慢せんと言ってほしかったと思うで〉

母親からの連絡で、事態を知った学校は、話し合いの席を設け、指導を行ったようです。その結果、級友たちとの関係もよくなり、遊びにも誘ってくれるようになったのです。

これをきっかけに、Aくんは、母親に自分の思いを少しずつ言えるようになっているようでした。教室にも居場所ができ、攻撃的な行動に出ることも、影をひそめたのです。

〝問題行動〟とされる行動は、その子どものどんな気持ちの表れなのか、子どもの立場に立って考えることが出発点です。安全基地がもてずに、SOSの表れとして行動化していることがほとんどなのです。その状況を変えていくには、安全基地を回復するしかありません。子どもが安心して本音を話せる関係を築き、子どもの気持ちに寄り添うことから始めます。

そして、子どもへのアプローチ以上に大切なのが、母親が安全基地としての機能を取り戻せるように、サポートすることです。そのためには、母親のかかわり方に着目し、そこに働きかけることが重要となります。

子どもの行動の結果だけを見てしまうと、つい親は子どもを叱り、責めてしまいます。それでは、子どもの気持ちを受け止めることからは遠ざかってしまうのです。それゆえ、なぜそんな行動をとっているのか、背後にある子どもの気持ちを、本人目線で解き明かし、親にわかりやすく伝えることも、われわれ専門家の大切な役割だと思っています。子どもは、親が思っている以上に過敏だったり、親の顔色や反応を見ていることも多いのです。親を支えながら、子どもの気持ちも代弁し、間を取り持っていくと、次第に両者の関係が変わっていきます。

愛着アプローチに動作法を取り入れたセッション

対象：全年齢

前章で紹介した動作法は、体を体感する要素や、体と体がふれ合いながらひとつの動作に取り組むといった要素があり、愛着に課題を抱えたケースの改善に役立つことが期待されます。愛着アプローチと組み合わせて行うことで、不安定な親子関係の修復にも効果がみられるようです。筆者も、こうした取り組みに可能性と希望を感じています。

実際のトレーニング風景

Aくんは小学二年生。産後すぐ母親が働き始めたため、早くから保育園に預けられました。甘え下手で、相手の目を見ません。新しい環境はなじみにくいところがあったようです。

小学校に上がったころから、友人との間に、トラブルが目立つようになりました。相手から攻撃されたと思い込み、友人に手を上げるということも、しばしばでした。気に入らないことがあると泣き叫び、家庭でも些細なことですぐ大騒動になってしまいます。

小学二年生になると、学校の先生から怒られてばかりで、それが裏目に出て、反抗的な態度が強まっていました。授業中にノートも出さず、後ろを向いて座り、怒られても指示に従わず、笑っているという具合です。嫌なことがあると友人を叩き、授業の妨害になることも増えていました。学校から電話がかかってくるたびに、お母さんは厳しく注意したので、家でも怒られてばかりでした。

落ち着きのなさや衝動性は、ＡＤＨＤを思わせますし、アイコンタクトの乏しさや言葉のコミュニケーションが苦手なところは、自閉スペクトラム症を疑わせるかもしれませんが、Ａくんの場合は、純粋な発達障害というよりも、愛情不足やネグレクトからくる愛着障害がからんでいたと考えられます。

Ａくんのセッションは二週間に一回、行っています。本人のセッションとは別の日に、母親のカウンセリングの時間もとり、本人とのかかわりについてアドバイスを行ってきました。

Ａくんは、最初は目が合いにくく、あまり話そうともせず、ただ自分のしたいことだけをしていました。緊張が強く、過敏で、気持ちの切り替えも難しい状態でした。

お母さんは、一生懸命になるあまり、自分の思いを子どもに押し付けるところがありました。きっちりとさせようとして、決められたことができないと怒るということを繰り返していました。

　そんな状況から来る安心感の乏しさや対人不信感が、反抗的な態度となって、いっそう事態を悪化させているように思われました。

　お母さんの大変さを受け止めながら、叱るよりも寄り添うように接した方が、お母さんも楽になるのだということを、繰り返し伝える中で、お母さんも真剣に耳を傾けてくれて、Aくんの状態も少しずつよくなっていきました。

　遊びながら、怒られてばかりだということや、習い事が多くていやだということを、少しずつ語ってくれるようになりました。

　一つ気になったのは、Aくんの体の緊張がとても強いことでした。自閉スペクトラム症の子どもさんでは、緊張が強い傾向がみられますが、Aくんの場合には、幼い頃から叱られることが多く、愛着障害からくる部分も大きいように思われました。

　そこで、行動や感情のコントロールとともに、愛着の安定化を図るために、セッションの一部に、動作法を取り入れてみることにしました。

　次は、初めて動作法を導入したときの様子です。

セッションの最初に、ホワイトボードにその日のメニューを書きながら、プログラムを決めることが多いのですが、メニューの一つに、「体そう」を入れました。本人にもわかりやすくするためです。

しかし、運動が苦手なAくんは、「体そう」と聞いただけで拒絶反応を起こし、「体、動かすの嫌」と言い出しました。

〈体やわらかい？〉

「んー中間」

〈先生めっちゃかたいんだ〉

「え？　そうなん（笑）」

〈勝負しない？〉

「まぁいいで。どんなことするん？」

〈じゃあまず、あぐらをかいて座りましょう〉

トレーナーが見本を見せると、抵抗することなく、見本をまねようとします。

〈胸の前で手を合わせます〉

「こう？（まねる）」

〈そうそう。ばっちり。じゃあそのままひねります。ポイントがあります。手は胸の前のまね。おぉ柔らかいね〉

「もっといくで」

〈すごい。じゃあ今度先生がAくんの後ろから肩に手を置いて、力入りすぎてないかなって見てみるね。一緒にしよう〉と言うと、素直に応じます。

〈肩に力が入っているね、深呼吸して。じゃあいったんそこでストップしよう〉

いったん止まって、力が抜けてくると、体が柔らかくなってきます。

〈もう少しいくかな〉

「いくで」

〈すごいね〉

「もっといく」

とてもうれしそうにしています。次は仰向けになります。体のバランスがよく、言われた場所を伸ばします。普段トレーナーに自ら接触をしないのに、べったりとくっつき、うれしそうな様子。「まだするん?」と言いながらも、体は抵抗することなく、応じます。いつになく、とても落ち着いた様子で、その後も自ら着席し、後のプログラムに取り組みました。

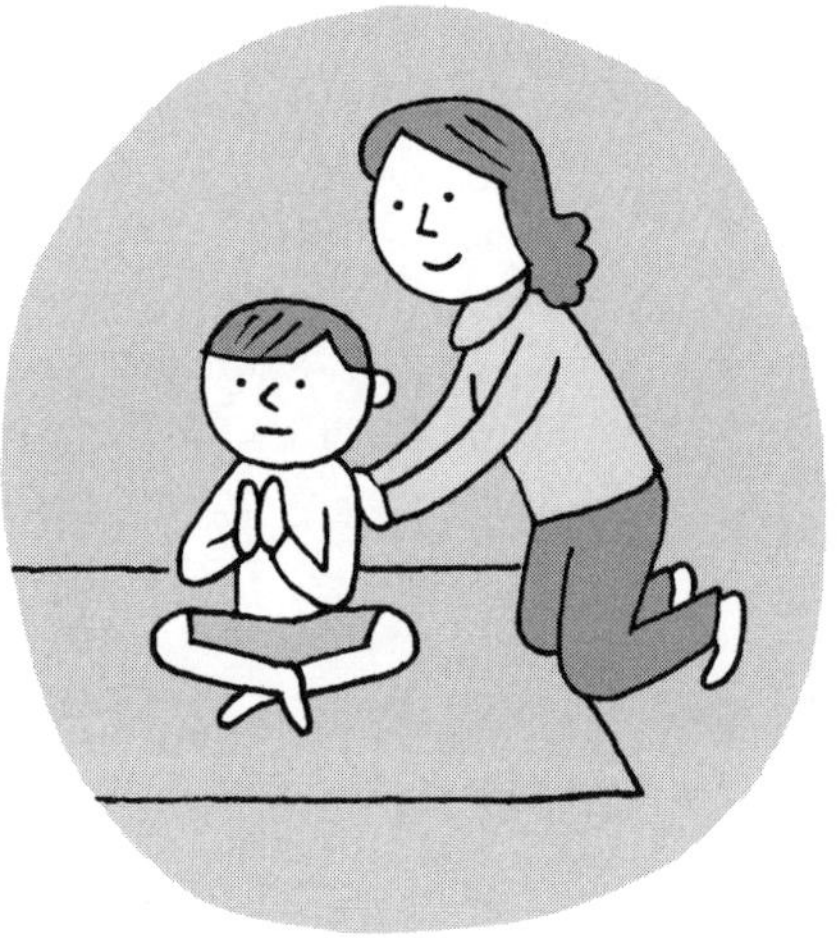

〈お母さんともしてみたらどう?〉

母親にも伝え、スキンシップをとるように話しました。

その次のセッションのとき、A君は自分から、

「ママと毎日ストレッチ（動作法のこと）してるで」と言ってきました。

お母さんも、

「前教えてもらったストレッチたまにやってます。お風呂とか入らなかったら抱いていくんですけど、何か抱かれるの喜んでる気がしました」と話されました。

〈甘えたいんでしょうね。スキンシップたくさんとってあげてくださいね〉と伝えると、

「そうですよね。足りなかったと思う。今も食事が遅いと家の人に怒られるけど、私とAだけ居残りで一緒にゆっくり食べてます。いいのかな」

〈それでいいと思います。お母さんと一緒にっていうのが〉

「すごくよく話してくれるようになって。夜寝かすときもよくしゃべるんです。だから叔母や祖母には注意されても、すぐ食べさせたり、すぐ寝かせようとせず、話す時間を大切にとっていこうと思いました」


その後Aくんは「ママによく話をする。怒られることが減った」と言うようになりました。感情的に怒らずに、本人の気持ちに寄り添い、よく話を聞くことや、共感的にかかわることが大切ですと何度も母親に伝えてきましたが、母親自身も一生懸命我が子と向き合い、かかわりを変えてこられたようです。その成長ぶりに、スタッフも勇気と希望をもらっています。

おわりに　すべての子どもが変わる力をもっています

長年、子どもたちの成長にかかわってきて、しみじみ思うのは、子どもには変化する大きな力が備わっているということです。

周りについていけず、「問題児」扱いされたり、一人寂しく浮いていたお子さんが、かかわり方次第で別人のように成長し、明るく元気に友だちと交わり、自信を取り戻していくこともしばしばです。しかし、かかわり方を間違えると、事態は悪化の一途をたどり、悲劇的な状況に至ってしまうこともあります。

同じ子どもなのに、どうしてこんなにも結果が違ってくるのか。そうした疑問から、私の臨床医としての経験は始まったとも言えますが、発達のトレーニングについても、このことは、そっくり当てはまります。

トレーニングを楽しむ中で、目覚しい成長を遂げることもできますが、やり方を間違えしまうと、子どもに苦役を押し付けることになり、ますます苦手意識を強めるだけで終わってしまうことになりかねません。本文でも繰り返し述べてきたように、お子さんの主体性を大事にし、楽しみながら取り組めるということが、お子さんを伸ばすために、とても重要なのです。

そのためにも、気持ちと手間暇をかけることを惜しまないことです。子ども時代というかけがえのない時間に、お子さんにしっかりかかわっていただくことが、何より大切だと思います。

ピアノが弾けるようになるお薬など存在しないように、発達の課題をお薬や何か魔法の方法で解決することはできません。地道なトレーニングを積み重ねるしかないのです。

その時間を苦しく、つらいものにする必要はありません。楽しみながら学べる、素晴らしい機会にすればよいのです。子どもにとっても、発達トレーニングは、お母さんやお父さん、トレーナーのお姉さんやお兄さんに遊んでもらいながら、ありのままの自分を受け止められた夢のような時間として、その心に残るに違いありません。いや、そうであってほしいのです。

お子さんの中に備わった力を最大限生かすために、少しでもヒントになることができれば、本書を世に出した甲斐があったと思います。

末尾ながら、本書の執筆にあたって、非常に多忙な中、労を惜しまず協力してくれた臨床発達心理士の篠原亜耶さんと臨床心理士の林佳奈さん、関係するスタッフの皆様、そして、本書の編集に並々ならぬ意気込みで尽力くださったＰＨＰ研究所の西村健氏に、心からの感謝の意を記したいと思います。

二〇一七年春

岡田尊司

主な参考文献

『DSM-5 精神疾患の診断・統計マニュアル』American Psychiatric Association 編 日本精神神経学会日本語版用語監修 高橋三郎、大野裕監訳 染矢俊幸、神庭重信、尾崎紀夫、三村將、村井俊哉訳 医学書院 2014
『SCERTSモデル：自閉症スペクトラム障害の子どもたちのための包括的教育アプローチ 1巻アセスメント、2巻プログラムの計画と介入』バリー・M・プリザント他著　長崎勤、吉田仰希、中野真史訳 日本文化科学社 2010
『自閉症・アスペルガー症候群のRDIアクティビティ【子ども編】――家庭・保育園・幼稚園・学校でできる発達支援プログラム』スティーブン・E・ガットステイン、レイチェル・K・シーリー著 榊原洋一監訳 小川由紀野、ティスマ彰子訳 明石書店 2009
『アスペルガー症候群と非言語性学習障害　子どもたちとその親のために』キャスリン・スチュワート著　榊原洋一、小野次朗編訳 明石書店 2004
『ワーキングメモリーと学習指導　教師のための実践ガイド』S・E・ギャザコール、T・P・アロウェイ著　湯澤正通、湯澤美紀訳　北大路書房 2009
『ことばをはぐくむ　発達に遅れのある子どもたちのために』中川信子　ぶどう社 1986
『インリアル・アプローチ　子どもとの豊かなコミュニケーションを築く』竹田契一、里見恵子編著　日本文化科学社　1994
『愛着障害　子ども時代を引きずる人たち』岡田尊司　光文社新書　2011
『愛着障害の克服 「愛着アプローチ」で、人は変われる』岡田尊司　光文社新書　2016

Frances Prevatt & Abigail Levrini, “ADHD Coaching: A Guide for Mental Health Professionals” American Psychological Association, 2015

Jonathan Tarbox, Dennis R. Dixon, Peter Sturmey & Johnny L. Matson, “Handbook of Early Intervention for Autism Spectrum Disorders: Research, Policy, and Practice” Springer, 2014

Jennifer L. Holland, “Train the Brain to Hear: Brain Training Techniques to Treat Auditory Processing Disorders in Kids with ADD/ADHD, Low Spectrum Autism, and Auditory Processing Disorders” Universal Publishers, 2011

Sally Ozonoff, Geraldine Dawson & James McPartland, “A Parent' s Guide to Asperger Syndrome & High-functioning Autism: How to Meet the Challenges and Help Your Child Thrive” Guilford Press, 2005

Bruce F. Pennington “Diagnosing Learning Disdorders 2nd Edition:A Neuropsychological Framework” Guilford Press, 2009

Cornelia Jantzen “Dyslexia Learning Disorder or Creative Gift?” translated by Matthew Barton, Floris Books, 2009

Judy Willis, “How Your Child Learns Best : Brain-Friendly Strategies You Can Use to Ignite Your Child's Learning and Increase School Success” SourceBooks, 2008

岡田尊司［おかだ・たかし］

精神科医。医学博士。岡田クリニック院長。大阪心理教育センター顧問。1960年、香川県に生まれる。東京大学文学部哲学科に学ぶも、象牙の塔にこもることに疑問を抱き、医学を志す。京都大学医学部卒業後、同大学院で研究に従事するとともに、京都医療少年院、京都府立洛南病院などに勤務、発達や愛着に課題を抱えた子どもの回復に取り組む。山形大学客員教授として、研究者のSQ（社会的知能）の改善にも取り組む。
著書に『パーソナリティ障害』『子どもの「心の病」を知る』（以上、PHP新書）、『愛着障害』『愛着障害の克服』（以上、光文社新書）、『アスペルガー症候群』『発達障害と呼ばないで』（以上、幻冬舎新書）、『インターネット・ゲーム依存症』（文春新書）、『子どもが自立できる教育』（小学館文庫）などロングセラー多数。

［共同執筆者プロフィール］

篠原亜耶［しのはら・あや］

1989年、京都府に生まれる。京都女子大学発達教育学部教育学科卒業、奈良女子大学大学院博士前期課程修了。臨床発達心理士。共感性豊かな明るい人柄で子どもたちの熱い支持を得ている。笑い声があふれる創意工夫に富んだセッションは、目覚ましい成果を上げている。

林 佳奈［はやし・かな］

1987年、京都府に生まれる。京都ノートルダム女子大学心理学科卒業、同大学院博士前期課程修了。臨床心理士。心理系女子には珍しく、運動神経抜群で、学生時代はソフトボール部で活躍。天性のセンスで、無気力な子どもも、やる気にさせてしまう。成人の発達トレーニングも得意。

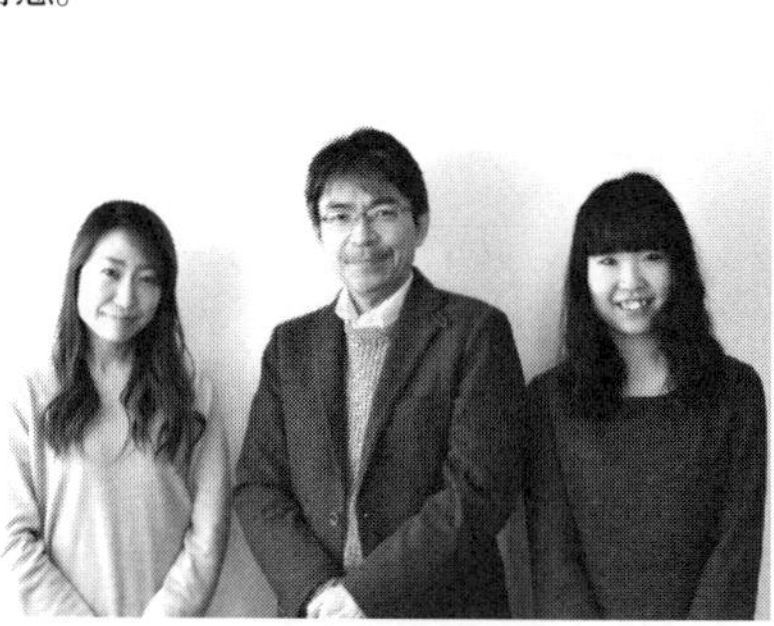

左から林 佳奈、岡田尊司、篠原亜耶

子どものための発達トレーニング

（PHP新書 1094）

二〇一七年四月二十八日　第一版第一刷

著者――岡田尊司
発行者――岡 修平
発行所――株式会社PHP研究所
東京本部――〒135-8137 江東区豊洲5-6-52
学芸出版部新書課 ☎03-3520-9615（編集）
普及一部 ☎03-3520-9630（販売）
京都本部――〒601-8411 京都市南区西九条北ノ内町11
組版――有限会社エヴリ・シンク
装幀者――芦澤泰偉＋児崎雅淑
印刷所
製本所――図書印刷株式会社

ISBN978-4-569-83590-7

PHP新書
PHP INTERFACE
http://www.php.co.jp/

ＰＨＰ新書刊行にあたって

「繁栄を通じて平和と幸福を」（PEACE and HAPPINESS through PROSPERITY）の願いのもと、ＰＨＰ研究所が創設されて今年で五十周年を迎えます。その歩みは、日本人が先の戦争を乗り越え、並々ならぬ努力を続けて、今日の繁栄を築き上げてきた軌跡に重なります。

しかし、平和で豊かな生活を手にした現在、多くの日本人は、自分が何のために生きているのか、どのように生きていきたいのかを、見失いつつあるように思われます。そして、その間にも、日本国内や世界のみならず地球規模での大きな変化が日々生起し、解決すべき問題となって私たちのもとに押し寄せてきます。

このような時代に人生の確かな価値を見出し、生きる喜びに満ちあふれた社会を実現するために、いま何が求められているのでしょうか。それは、先達が培ってきた知恵を紡ぎ直すこと、その上で自分たち一人一人がおかれた現実と進むべき未来について丹念に考えていくこと以外にはありません。

その営みは、単なる知識に終わらない深い思索へ、そしてよく生きるための哲学への旅でもあります。弊所が創設五十周年を迎えましたのを機に、ＰＨＰ新書を創刊し、この新たな旅を読者と共に歩んでいきたいと思っています。多くの読者の共感と支援を心よりお願いいたします。

一九九六年十月

ＰＨＰ研究所

PHP新書

［社会・教育］

［心理・精神医学］

171 学ぶ意欲の心理学　市川伸一
304 パーソナリティ障害　岡田尊司
364 子どもの「心の病」を知る　岡田尊司
381 言いたいことが言えない人　加藤諦三
453 だれにでも「いい顔」をしてしまう人　加藤諦三
487 なぜ自信が持てないのか　根本橘夫
550 「うつ」になりやすい人　加藤諦三
583 だましの手口　西田公昭
695 大人のための精神分析入門　妙木浩之
697 統合失調症　岡田尊司
796 老後のイライラを捨てる技術　保坂 隆
825 事故がなくならない理由《わけ》　芳賀 繁
862 働く人のための精神医学　岡田尊司
867 「自分はこんなもんじゃない」の心理　榎本博明
895 他人を攻撃せずにはいられない人　片田珠美
910 がんばっているのに愛されない人　加藤諦三
918 「うつ」だと感じたら他人に甘えなさい　和田秀樹
942 話が長くなるお年寄りには理由《わけ》がある　増井幸恵
952 プライドが高くて迷惑な人　片田珠美
953 なぜ皮膚はかゆくなるのか　菊池 新
956 最新版「うつ」を治す　大野 裕
977 悩まずにはいられない人　加藤諦三
992 高学歴なのになぜ人とうまくいかないのか　加藤俊徳
1063 すぐ感情的になる人　片田珠美

［医療・健康］

336 心の病は食事で治す　生田 哲
436 高次脳機能障害　橋本圭司
499 空腹力　石原結實
552 食べ物を変えれば脳が変わる　生田 哲
712 「がまん」するから老化する　和田秀樹
788 老人性うつ　和田秀樹
794 日本の医療 この人を見よ　海堂 尊
800 医者になる人に知っておいてほしいこと　渡邊 剛
801 老けたくなければファーストフードを食べるな　山岸昌一
860 日本の医療 この人が動かす　海堂 尊
880 皮膚に聴く　からだとこころ　川島 眞
894 ネット依存症　樋口 進
906 グルコサミンはひざに効かない　山本啓一
911 日本の医療 知られざる変革者たち　海堂 尊
912 薬は5種類まで　秋下雅弘
926 抗がん剤が効く人、効かない人　長尾和宏
937 照明を変えれば目がよくなる　結城未来
939 10年後も見た目が変わらない食べ方のルール　笠井奈津子

947 まさか発達障害だったなんて
星野仁彦／さかもと未明
961 牛乳は子どもによくない 佐藤章夫
991 間違いだらけの病院選び 小林修三
1004 日本の手術はなぜ世界一なのか 宇山一朗
1007 腸に悪い14の習慣 松生恒夫
1013 東大病院を辞めたから言える「がん」の話 大場 大
1026 トップアスリートがなぜ『養生訓』を実践しているのか 白木 仁
1036 睡眠薬中毒 内海 聡
1047 人間にとって健康とは何か 斎藤 環
1053 iPS細胞が医療をここまで変える
山中伸弥［監修］／京都大学iPS細胞研究所［著］
1056 なぜ水素で細胞から若返るのか 辻 直樹

［自然・生命］

208 火山はすごい 鎌田浩毅
299 脳死・臓器移植の本当の話 小松美彦
777 どうして時間は「流れる」のか 二間瀬敏史
808 資源がわかればエネルギー問題が見える 鎌田浩毅
812 太平洋のレアアース泥が日本を救う 加藤泰浩
833 地震予報 串田嘉男
907 越境する大気汚染 畠山史郎
917 植物は人類最強の相棒である 田中 修
927 数学は世界をこう見る 小島寛之
928 クラゲ 世にも美しい浮遊生活 村上龍男／下村 脩
940 高校生が感動した物理の授業 為近和彦
970 毒があるのになぜ食べられるのか 船山信次
1016 西日本大震災に備えよ 鎌田浩毅

［政治・外交］

318・319 憲法で読むアメリカ史（上・下） 阿川尚之
426 日本人としてこれだけは知っておきたいこと 中西輝政
745 官僚の責任 古賀茂明
746 ほんとうは強い日本 田母神俊雄
807 ほんとうは危ない日本 田母神俊雄
826 迫りくる日中冷戦の時代 中西輝政
841 日本の「情報と外交」 孫崎 享
874 憲法問題 伊藤 真
881 官房長官を見れば政権の実力がわかる 菊池正史
891 利権の復活 古賀茂明
893 語られざる中国の結末 宮家邦彦
898 なぜ中国から離れると日本はうまくいくのか 石 平
920 テレビが伝えない憲法の話 木村草太
931 中国の大問題 丹羽宇一郎

954 哀しき半島国家 韓国の結末 宮家邦彦
964 中国外交の大失敗 中西輝政
965 アメリカはイスラム国に勝てない 宮田 律
967 新・台湾の主張 李 登輝
972 安倍政権は本当に強いのか 御厨 貴
979 なぜ中国は覇権の妄想をやめられないのか 石 平
982 戦後リベラルの終焉 池田信夫
986 こんなに脆い中国共産党 日暮高則
988 従属国家論 佐伯啓思
989 東アジアの軍事情勢はこれからどうなるのか 能勢伸之
993 中国は腹の底で日本をどう思っているのか 富坂 聰
999 国を守る責任 折木良一
1000 アメリカの戦争責任 竹田恒泰
1005 ほんとうは共産党が嫌いな中国人 宇田川敬介
1008 護憲派メディアの何が気持ち悪いのか 潮 匡人
1014 優しいサヨクの復活 島田雅彦
1019 愛国ってなんだ 民族・郷土・戦争 古谷経衡［著］／奥田愛基［対談者］
1024 ヨーロッパから民主主義が消える 川口マーン惠美
1031 中東複合危機から第三次世界大戦へ 山内昌之
1042 だれが沖縄を殺すのか ロバート・D・エルドリッヂ
1043 なぜ韓国外交は日本に敗れたのか 武貞秀士
1045 世界に負けない日本 薮中三十二
1058 「強すぎる自民党」の病理 池田信夫
1060 イギリス解体、EU崩落、ロシア台頭 岡部 伸
1066 習近平はいったい何を考えているのか 丹羽宇一郎
1076 日本人として知っておきたい「世界激変」の行方 中西輝政
1082 日本の政治報道はなぜ「嘘八百」なのか 潮 匡人
1089 イスラム唯一の希望の国 日本 宮田 律
1090 返還交渉 沖縄・北方領土の「光と影」 東郷和彦

［歴史］

061 なぜ国家は衰亡するのか 中西輝政
286 歴史学ってなんだ？ 小田中直樹
505 旧皇族が語る天皇の日本史 竹田恒泰
591 対論・異色昭和史 鶴見俊輔／上坂冬子
663 日本人として知っておきたい近代史［明治篇］ 中西輝政
734 謎解き「張作霖爆殺事件」 加藤康男
738 アメリカが畏怖した日本 渡部昇一
748 詳説〈統帥綱領〉 柘植久慶
755 日本人はなぜ日本のことを知らないのか 竹田恒泰
761 真田三代 平山 優
776 はじめてのノモンハン事件 森山康平
784 日本古代史を科学する 中田 力

791 『古事記』と壬申の乱 関 裕二
848 院政とは何だったか 岡野友彦
865 徳川某重大事件 徳川宗英
903 アジアを救った近代日本史講義 渡辺利夫
922 木材・石炭・シェールガス 石井 彰
943 科学者が読み解く日本建国史 中田 力
968 古代史の謎は「海路」で解ける 長野正孝
1001 日中関係史 岡本隆司
1012 古代史の謎は「鉄」で解ける 長野正孝
1015 徳川がみた「真田丸の真相」 徳川宗英
1028 歴史の謎は透視技術「ミュオグラフィ」で解ける 田中宏幸／大城道則
1037 なぜ二宮尊徳に学ぶ人は成功するのか 松沢成文
1057 なぜ会津は希代の雄藩になったか 中村彰彦
1061 江戸はスゴイ 堀口茉純
1064 真田信之 父の知略に勝《まさ》った決断力 平山 優
1071 国際法で読み解く世界史の真実 倉山 満
1074 龍馬の「八策」 松浦光修
1075 誰が天照大神を女神に変えたのか 武光 誠
1077 三笠宮と東條英機暗殺計画 加藤康男
1085 新渡戸稲造はなぜ『武士道』を書いたのか 草原克豪
1086 日本にしかない「商いの心」の謎を解く 呉 善花

［地理・文化］

264 「国民の祝日」の由来がわかる小事典 所 功
465・466 ［決定版］京都の寺社５０５を歩く（上・下） 山折哲雄／槇野 修
592 日本の曖昧《あいまい》力 呉 善花
639 世界カワイイ革命 櫻井孝昌
650 奈良の寺社１５０を歩く 山折哲雄／槇野 修
670 発酵食品の魔法の力 小泉武夫／石毛直道［編著］
705 日本はなぜ世界でいちばん人気があるのか 竹田恒泰
757 江戸東京の寺社６０９を歩く 下町・東郊編 山折哲雄／槇野 修
758 江戸東京の寺社６０９を歩く 山の手・西郊編 山折哲雄／槇野 修
845 鎌倉の寺社１２２を歩く 山折哲雄／槇野 修
877 日本が好きすぎる中国人女子 櫻井孝昌
889 京都早起き案内 麻生圭子
890 反日・愛国の由来 呉 善花
934 世界遺産にされて富士山は泣いている 野口 健
936 山折哲雄の新・四国遍路 山折哲雄
948 新・世界三大料理 神山典士［著］／中村勝宏、山本豊、辻芳樹［監修］
971 中国人はつらいよ――その悲惨と悦楽 大木 康